国家卫生健康委员会“十三五”规划教材配套教材
全国高等学校配套教材
供本科应用心理学及相关专业用

性心理学
学习指导与习题集

第2版

主　编　许华山

副主编　马长征

编　者　（以姓氏笔画为序）

马长征（蚌埠医学院）
王海娜（大庆市第三医院）
刘　俊（蚌埠医学院）
许华山（蚌埠医学院）
吴义高（皖南医学院第一附属医院）
吴明飞（芜湖市第二人民医院）
赵田田（大庆市第三医院）
骆祥芬（蚌埠医学院第二附属医院）
谢　姒（安徽中医药大学）

人民卫生出版社

图书在版编目(CIP)数据

性心理学学习指导与习题集 / 许华山主编. —2 版. —北京：人民卫生出版社，2019

全国高等学校应用心理学专业第三轮规划教材配套教材

ISBN 978-7-117-28930-6

Ⅰ. ①性… Ⅱ. ①许… Ⅲ. ①性心理学 - 医学院校 - 教学参考资料 Ⅳ. ①R167

中国版本图书馆 CIP 数据核字(2019)第 211998 号

性心理学学习指导与习题集

第 2 版

主　　编：许华山
出版发行：人民卫生出版社（中继线 010-59780011）
地　　址：北京市朝阳区潘家园南里 19 号
邮　　编：100021
E - mail：pmph @ pmph.com
购书热线：010-59787592　010-59787584　010-65264830
印　　刷：天津安泰印刷有限公司
经　　销：新华书店
开　　本：787 × 1092　1/16　　**印张**：11
字　　数：275 千字
版　　次：2013 年 8 月第 1 版　　2019 年 10 月第 2 版
2019 年 10 月第 2 版第 1 次印刷（总第 2 次印刷）
标准书号：ISBN 978-7-117-28930-6
定　　价：30.00 元

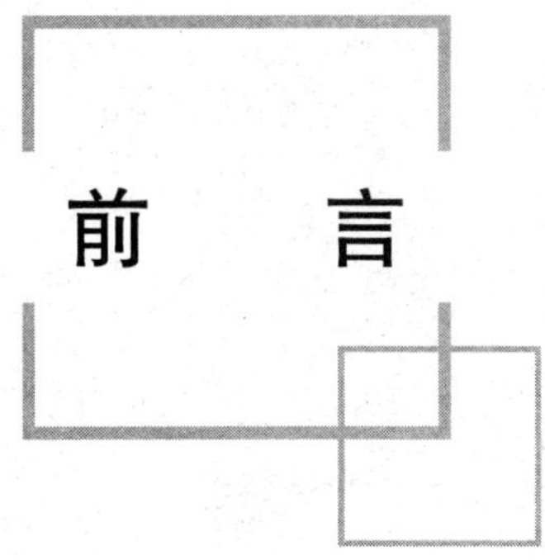

前　言

《性心理学学习指导与习题集》(第2版)是国家卫生健康委员会"十三五"规划教材、全国高等学校教材《性心理学》(第2版)的配套教材。

本配套教材包括学习指导大纲、教材精要、习题、参考答案四部分。学习指导大纲是在《性心理学》教材建设的指导思想上，紧扣教材内容，本着突出重点、详略得当的原则编写的，此部分也是教材精要和复习题的编写纲领。结合本课程的教学实践，将教材知识点分为掌握、熟悉和了解三个要求层次。教材精要部分包括内容简介、教材知识点和本章小结。内容简介依据学习指导大纲的要求概括了教材各章的主要内容；教材知识点将教材各章中的相应知识点加以准确、简明地阐述，既做到重点、难点内容突出，又注重各知识点之间的联系；本章小结对教材各章的知识特点进行了简要的概括总结。复习题部分包括单选题、多选题、名词解释、简答题、论述题和综合应用题等六种题型，并附参考答案及试题分析以利于学生学习。各章复习题做到格式统一、不同难度题所占的比例分配得当，在命题时选择具有代表性的知识点，同时兼顾知识的深度和广度，使学生在记忆和理解教材知识点的基础上，以练促学。另外，本书还附有两套模拟试题及参考答案，以方便学生进行自我评估。

本书可作为应用心理学和其他相关专业的教学用书，也可作为《性心理学》课程复习和备考的指导用书。

在本书即将出版面世之际，感谢副主编及各位编委所付出的辛苦努力；感谢所有支持、指导和帮助本教材编写的专家和同行！由于时间和水平所限，书中难免存在错误或不足之处，恳请各位读者批评指正，及时反馈宝贵意见和建议，使之日臻完善。

许华山

2019年6月

目　录

第一章　绪　论

一、学习指导大纲

1. **掌握**　性心理学的概念；研究内容与范围。

2. **熟悉**　性心理学的研方法及其应用。

3. **了解**　性心理学的研究目的与意义、性心理学的研究对象、性心理学与相关学科的关系以及性心理学的发展历史。

二、教材精要

（一）内容简介

本章介绍了性心理学的概念，阐述了性心理学的研究内容、研究意义，并概括性地介绍了性心理学与相关学科的关系，随后对人类的性史和性心理学的兴起、发展进行了详细的论述，并且重点介绍了性心理学的研究方法。

（二）内容精要

性和每个人的生活密切相关，人类对性的认识是曲折的，对性行为的研究是复杂的，人类的性不仅是一种生物现象，更是一种心理现象。本章通过对性心理学的相关问题介绍，以帮助读者初步了解性心理学知识。

1. 性心理学概述　性心理学是心理学的一个分支学科。性心理学是研究人类性行为的诸多学科之一，性体验既是欲望，也是感受、想象、经验等，受多重复杂因素影响的心理现象，需要从心理学角度来进行研究。

（1）性心理学概念：性心理学是以心理学的观点、理论和方法研究人类性活动及其规律的一门学科，是心理学的分支学科。性取其广义，不仅指性交活动，还包括性心理发展、性别社会化、性健康、异常性心理等。

（2）性心理学的研究目的与意义

1）研究目的：揭示人类的性作为一种心理现象发生、发展的活动规律，了解和维护人类性健康、提高生活质量、预防和纠正不利于身心健康的性行为的措施和方法。

2）研究意义：首先，性心理学的发展加深了人们对性的认识，不再只把性行为看作单纯的生物冲动和生殖的途径，还可获得肉体的快乐和精神的满足；其次，性心理学研究探索人类性心理活动的规律，帮助人们更好地理解人类性行为，并为人类的性心理适应提供理论依据。

（3）研究对象：是有关人类性行为的心理活动及其规律。

（4）性心理学的研究内容与范围：主要包括8个方面：性的生理心理学基础，探讨性的解剖生理基础及心理机制；性心理的发展，探讨性心理的发展过程和性别角色的社会化问题；健康性心理的评价与教育研究，探讨健康性心理特征与标准及性心理健康的教育问题；性心理咨询与治疗的理论和技术；婚恋心理研究，探讨恋爱婚姻心理及在这个过程中一些问题的处理；异常性心理研究，探讨性心理障碍与性功能障碍的成因、临床表现与干预问题；性犯罪心理研究，探讨性犯罪的成因、类型及干预问题；性文化与性态度，探讨文化对性心理的影响及性的价值观问题。

（5）性心理学与相关学科的关系：性心理学作为心理学的一个分支学科，与心理学内部的许多学科（如发展心理学、社会心理学和变态心理学等）在研究内容上存在交叉；性心理学作为性科学（如性生物学、性医学等）的一个学科，与其他学科在研究内容和方法上密切相关，同时又有其独特之处。

2. 性心理学的发展历史　人类的性心理始终贯穿和反映在生殖、婚姻、性关系等具体问题上的性态度、情绪和行为以及宗教、风俗、习惯等文化现象之中，并随着社会文化的变迁而不断演化。

（1）国外性心理学研究的发展与兴起：人类的性生活形态一直呈现出多元的状况，从远古人类对性的蒙昧与崇拜到古希腊时期提倡对性的自由和爱的浪漫，从中世纪对性的禁锢与规制到文艺复兴后对性的觉醒与反思，直至17—18世纪自英国开始的工业革命和科学革命后，人们对待性及其性心理的态度变得越来越文明和理性。

性心理学作为一门独立的学科研究，通常认为始于德国精神病理学家艾宾关于刑事法庭性犯罪者的精神鉴定工作。

英国医学家、性心理学家和文艺评论家霭理士被公认为西方现代性心理学研究的先驱者之一。1933年，霭理士基于研究录，写成了一本《性心理学》，这是第一本较为系统全面研究性心理学问题的专著。

1900年，奥地利心理学家、精神分析学的创始人西格蒙德 · 弗洛伊德著作《释梦》开创了对梦的意义进行解析的精神动力学方法，并提出了梦的无意识愿望满足理论。

美国心理学家、行为主义的创始人华生在1919年建立了世界上第一个性学研究所，1920年主持性心理学实验。

20世纪50年代，美国妇产科专家威廉 · 马斯特斯和心理学家维吉尼亚 · 约翰逊开始了性反应的实验研究。

广义上，性心理学研究也应包括性别心理学的研究。女权主义运动推动了女性心理学的研究。1969年在美国成立了心理学中的女性联合会，1973年美国心理学会（APA）建立了女性心理学分会，出版了女性心理学教材，一些大学开设了相应的专业课程。20世纪，世界发达国家和地区的性文化和性心理都发生了很大的转变，性文化和性心理学的主题不再是病态和罪恶，而是追求健康和美好。随着社会发展，全世界范围内也出现不少新的性社会问题，性心理学的研究课题和热点永无止境，尤其是用性教育来塑造人性之本能的优雅仍然将是一个永久的课题。

（2）我国性心理学研究的发展与兴起：我国社会学家潘光旦先生先后翻译的霭理士著作《性的教育》《性的道德》与《性心理学》对中国性心理学发展产生深远影响。从实际贡献与影响看，近代译介、传播霭理士性心理学以潘光旦为第一人。

1992年王效道先生创办《中国性学》杂志，任主编，在中国性学及性心理学学科的发展历程中起着非常重要的推动作用。

北京大学医学部胡佩诚于1992年出版了《性心理学十五讲》，强调对青少年性心理健康的教育与普及，并提倡针对不同年龄群体的性心理特征采取不同的教育方法，帮助人们树立健康的性观念，促进社会的整体稳定与和谐。

3. 性心理学的研究方法 性心理学是一门科学，已经发展出一套研究方法来解答性心理问题，这些研究方法包括：观察法、实验法、调查法、临床法。

（1）观察法：研究者通过感官或借助于一定的仪器设备，有目的、有计划地考察和描述客观对象的活动或行为表现，以收集研究资料的一种方法。观察法的设计包括明确观察目的、确定观察内容、选择观察策略、制定观察记录表和训练观察人员。可分为自然观察和实验观察两种。以观察者是否直接参与到被观察者所从事的活动之中为根据，分为参与观察和非参与观察。观察法用途广，使用方便，可以得到许多基本的、较真实的资料，但它不适用于评估人的内隐性认识评价、态度、思维和情感活动，并常常带有主观性或偶然性，而且代价高昂，耗时较长，只能研究很小规模的一个样本。

（2）实验法：是在观察和调查的基础上，对研究的某些变量进行操纵或控制，创设一定的情境，以探求现象产生的原因、发展规律的研究方法，其基本目的在于研究并揭示变量间的因果关系。实验法的设计包括被试选择、研究的材料和工具、实验程序、设计分析方法等等。实验法有两种：实验室实验法和自然实验法。性学实验研究可使人们对形形色色的性现象的原因作出更强有力的推断，能够准确的描述各种性行为的生理指标，但是它耗时颇多，代价高昂，而且一般只能针对小样本的参与者进行，并且目前大部分的性学实验研究仍然要依靠研究对象的自我报告。

（3）调查法：主要包括访谈法和问卷法两种较常用的调查方法。访谈法是研究者通过与研究对象进行口头交谈的方式来收集研究对象心理活动和行为表现的一种方法。访谈法的设计包括研究问题的确定、访谈程序的制定、访谈对象的选取、访谈人员的选择与训练等方面。访谈法的优点在于访谈者可以与回答者建立相互信任的关系，并且访谈者能够根据回答者的反应来灵活处理访谈内容的顺序。问卷法是采用书面回答的方式，要求被试回答研究者依据研究目的提出的问题，以获得被试心理和行为表现的资料的方法。问卷的设计包括指导语的编写、问卷的长度、问题类型及问卷的遣词造句，对回收的问卷一般要进行信度和效度的检验。问卷法简便易行，节省时间、经费和人力，能获得大量研究资料，但有时问卷的回收率和质量难以保证。

（4）临床法：是应用心理学的各种方法和技术来解除各种性苦恼，是一种应用性很强的研究方法。该方法特别强调身临实际，面对面地针对当事人的问题给予帮助，并且还要求采取严谨认真、辩证分析的"临床"思维态度，应用临床心理学知识和技能，达到转变心理问题的目的。100多年以来，临床法在性科学研究中占据重要的地位，特别是在性领域的突破方面起到了巨大的推动作用。

（三）本章小结

本章通过介绍性心理学的基础知识，可以使读者初步了解性心理学的概念、研究目的和意义、研究对象、研究内容和范围以及与相关学科的关系，从而产生浓厚的学习兴趣；通过对人类性史和性心理学的兴起及发展的纵向剖析和详细阐述，能够使读者以历史的眼光，对性心理学产生全面完整的认识，同时也了解到世界著名学者、科学家、心理学家对性心理学的贡献；通过逐一介绍性心理学的研究方法：观察法、实验法、调查法和临床法，使读者在学习和今后的研究中能够了解这些方法，使用这些方法，不断提高自身水平。

三、习题

（一）单选题

1. 性心理学研究的对象，即是有关人类性行为的
A. 心理活动及其规律 B. 心理活动及其特征 C. 心理活动
D. 心理规律 E. 心理过程

2. 弗洛伊德认为的精神分析中最自豪的发现，即他发现了
A. 俄狄浦斯情结 B. 赫尔墨斯情结 C. 宙斯情结
D. 厄勒克特拉情结 E. 恋父情结

3. 古人淳朴的恋爱心理充分地反映在中国民歌和朝庙乐章总汇里，该书籍是
A. 论语 B. 史记 C. 诗经
D. 关雎 E. 易经

4. 公元 11—12 世纪法国出现了一种男女性关系和婚姻关系的新模式，即基于纯洁之爱，摒弃纯粹性满足的、所谓的爱情是
A. 纯洁之爱 B. 挚情之爱 C. 快乐之爱
D. 奉承之爱 E. 理想之爱

5. 用古代神话题材创作了代表文艺复兴时期精神象征的一幅绘画作品——《维纳斯的诞生》，表明了新时期自由的性爱价值观，此作品的画家是
A. 桑德罗 · 波提切利 B. 米开朗琪罗 C. 拉斐尔
D. 乔吉欧·瓦萨利 E. 梵高

6. 性心理学作为一门独立的学科研究，通常被认为始于德国精神病理学家理查德 · 冯 · 克拉夫特 - 埃宾在 1886 年出版的书籍
A. 性心理学 B. 性病态心理学 C. 性学三论
D. 性心理研究 E. 性学

7. 把社会学方法引入性学研究，被称为现代“性学之父”的德国医学家和医史学家的是
A. 赫菲尔德 B. 布洛赫 C. 摩尔
D. 波默罗伊 E. 弗洛伊德

8. 在 1906 年首先创用“性学”一词的德国医学家和医史学家是
A. 摩尔 B. 布洛赫 C. 马斯特斯
D. 波默罗伊 E. 赫菲尔德

9. 第一份关于口服避孕药成功限制排卵的研究报告公布，使人类性心理终于摆脱了身体的束缚而获得了彻底的自由和解放。此报告公布于
A. 1956 年 B. 1967 年 C. 1969 年
D. 1953 年 E. 1966 年

10. 在主要的性学调查研究中，较常用的两种调查方法是访谈法和
A. 观察法 B. 问答法 C. 实验法
D. 问卷法 E. 个案法

（二）多选题

1. 对于人类的性心理活动规律的充分把握，有助于
A. 促进性心理的健康发展 B. 家庭的幸福

C. 维护人们的身心健康　　D. 促进社会的文明与进步
E. 提高性心理治疗技术

2. 性犯罪心理研究，探讨性犯罪的内容包括
A. 成因　　B. 类型　　C. 伤害
D. 构成　　E. 干预

3. 被称为世界三大爱经的文献分别为
A. 旧约　　B. 爱的艺术　　C. 诗经
D. 爱经　　E. 芬芳花园

4. 美国妇产科专家马斯特斯和心理学家约翰逊对性心理学的生理机制和临床应用进行了突破性的研究，体现上述研究的三部巨著是
A. 人类的性反应　　B. 性心理研究　　C. 人类性功能失调
D. 第二性　　E. 同性恋

5. 美国生物学教授和性学家阿尔弗雷德·C. 金赛开创了对性行为的生态学研究，其在他人协助下完成的著作是
A. 人类男性的性行为　　B. 人类女性的性行为　　C. 女人篇
D. 男人篇　　E. 性心理学

（三）名词解释

1. 性心理学
2. 观察法
3. 实验法
4. 访谈法
5. 临床法

（四）简答题

1. 简述性心理学的研究内容与范围。
2. 简述性心理学与相关学科的关系。
3. 简述弗洛伊德认为人类性态度发展过程的分期。
4. 简述女权主义的分类。
5. 简述性心理学的研究方法。

（五）论述题

1. 阐述性心理学的研究目的和意义。
2. 阐述性心理学研究的发展历程。

（六）综合应用题

谈谈你对性心理学的认识。

四、参考答案

（一）单选题

1. 答案：A
试题分析：性心理学研究的对象，即是有关人类性行为的心理活动及其规律。

2. 答案：A
试题分析：弗洛伊德将俄狄浦斯情结的发现当做精神分析中最自豪的发现。

3. 答案：C

试题分析：古人淳朴的恋爱心理在中国民歌和朝庙乐章总汇的《诗经》（公元前6世纪—公元前4世纪）里得到了充分的反映。

4. 答案：D

试题分析：公元11—12世纪法国出现了一种男女性关系和婚姻关系的新模式，即基于纯洁之爱，摒弃纯粹性满足的、所谓的"奉承之爱"。

5. 答案：A

试题分析：画家桑德罗·波提切利用古代神话题材创作了代表文艺复兴时期精神象征的一幅绘画作品——《维纳斯的诞生》，它不仅复兴了古希腊的艺术价值观，而且表明了新时期自由的性爱价值观。

6. 答案：B

试题分析：性心理学作为一门独立的学科研究，通常认为始于德国精神病理学家理查德·冯·克拉夫特-埃宾关于刑事法庭性犯罪者的精神鉴定工作，因为司法鉴定工作而研究了大量的性变态者，1886年出版《性病态心理学》一书。

7. 答案：B

试题分析：德国医学家和医史学家布洛赫把社会学方法引入性学研究，被称为现代"性学之父"。

8. 答案：B

试题分析：德国医学家和医史学家布洛赫在1906年他首先创用"性学"一词。

9. 答案：A

试题分析：1956年，第一份关于口服避孕药成功限制排卵的研究报告公布，口服避孕药使人类将生殖功能和由心理和社会诸多因素驱动的性行为完全分离开来，从这种意义上说，人类性心理终于摆脱了身体的束缚而获得了彻底的自由和解放。

10. 答案：D

试题分析：在主要的性学调查研究中，访谈法和问卷法是较常用的两种调查方法。

（二）多选题

1. 答案：ABCD

试题分析：对于人类的性心理活动规律的充分把握，有助于：①有效地指导性教育，从而促进性心理的健康发展；②为性生活提供更加完备的知识，使性生活更加和谐，从而提高生活质量，相应地有利于家庭的幸福；③更好地理解性心理异常，提供有效的预防与干预措施，以维护人们的身心健康；④树立合理的性道德观，增进社会的和谐，促进社会的文明与进步。

2. 答案：ABE

试题分析：性犯罪心理研究，探讨性犯罪的成因、类型及干预问题。

3. 答案：BDE

试题分析：被称为世界三大爱经的文献出现在奥维德《爱的艺术》、印度的《爱经》和突尼斯人所写的《芬芳花园》等书籍。

4. 答案：ACE

试题分析：20世纪50年代，美国妇产科专家马斯特斯和心理学家约翰逊开始了性反应的实验研究。从1954年开始，二十多年的研究成果集中体现在三部巨著《人类的性反应》

《人类性功能失调》和《同性恋》，对性心理学的生理机制和临床应用进行了突破性的研究。

5. 答案：AB

试题分析：美国生物学教授和性学家阿尔弗雷德·C. 金赛在动物学家马丁、心理学家波默罗伊和人类学家吉布哈特的协助下，进行了大样本的个案（1.7 万例）性生活史调查，写成《人类男性的性行为》和《人类女性的性行为》，开创了对性行为的生态学研究。

（三）名词解释

1. 性心理学：性心理学是以心理学的观点、理论和方法研究人类性活动及其规律的一门学科，是心理学的分支学科。这里的性取其广义，不仅指性交活动，还包括性心理发展、性别的社会化、性健康、异常性心理等。

2. 观察法：观察法是研究者通过感官或借助于一定的仪器设备，有目的、有计划地考察和描述客观对象的活动或行为表现，以收集研究资料的一种方法。

3. 实验法：实验法是在观察和调查的基础上，对研究的某些变量进行操纵或控制，创设一定的情境，以探求现象产生的原因、发展规律的研究方法，其基本目的在于研究并揭示变量间的因果关系。

4. 访谈法：访谈法研究者通过与研究对象进行口头交谈的方式来收集研究对象心理活动和行为表现的一种方法。

5. 临床法：临床法是应用心理学的各种方法和技术来解除各种性苦恼，特别强调身临实际，面对面地针对当事人的问题给予帮助，并且还要求采取严谨认真、辩证分析的"临床"思维态度，应用临床心理学知识和技能，达到转变心理问题的目的。

（四）简答题

1. 答案要点：性心理学研究内容和范围非常广泛，主要包括 8 个方面。

（1）性的生理心理学基础，探讨性的解剖生理基础及心理机制。

（2）性心理的发展，探讨性心理的发展过程和性别角色的社会化问题。

（3）健康性心理的评价与教育研究，探讨健康性心理特征与标准及性心理健康的教育问题。

（4）性心理咨询与治疗的理论和技术。

（5）婚恋心理研究，探讨恋爱婚姻心理及在这个过程中一些问题的处理。

（6）异常性心理研究，探讨性心理障碍与性功能障碍的成因、临床表现与干预问题。

（7）性犯罪心理研究，探讨性犯罪的成因、类型及干预问题。

（8）性文化与性态度，探讨文化对性心理的影响及性的价值观问题。

2. 答案要点：性心理学作为心理学的一个分支学科，与心理学内部的许多学科在研究内容上存在交叉，如发展心理学与性心理学都探讨性心理的发展过程，不同年龄段的性心理特点；医学心理学与性心理学都探讨通过心理咨询与治疗对性心理障碍进行治疗。

作为同属于性科学的学科，性心理学与其他学科在研究内容和方法上密切相关，同时也各有其独特之处。性心理学与性生物学、性医学都注重从个体层面对性进行研究，而性社会学和性人类学则从更广泛的视野——社会文化的层面上对性进行研究。

3. 答案要点：弗洛伊德认为，与性本能的发展过程相对应，整个人类性态度的发展过程可以划分为三个时期：第一个时期，各种不会导致生育的性行为，能够自由自在地进行；第二个时期，除了导致生育的生殖性行为之外，其他各种性行为全被压制；第三个时期，只有合法的生育，才能作为性的唯一目标，目前所流行的"道德"就是这一时期的典型。

4. 答案要点：女权主义包括五种不同类型：①自由女权主义；②文化女权主义；③社会主义的女权主义；④极端的女权主义；⑤有色人种女性的女权主义。

5. 答案要点：性心理学是一门科学，已经发展出一套研究方法来解答性心理问题，这些研究方法包括：观察法、实验法、调查法、临床法。调查法包括访谈法和问卷法。

（五）论述题

1. 答案要点：性心理学的研究目的就是揭示人类的性作为一种心理现象发生、发展的活动规律，了解和维护人类性健康、提高生活质量、预防和纠正不利于身心健康的性行为的措施和方法。

性心理学的研究意义在于：首先，加深了人们对性的认识，不再只把性行为看作单纯的生物冲动和生殖的途径。其次，性心理学研究探索人类性心理活动的规律，帮助人们更好地理解人类的性行为，为人类的性心理适应提供理论依据。

2. 答案要点：

（1）性心理学作为一门独立的学科研究，通常认为始于德国精神病理学家理查德·冯·克拉夫特-埃宾1886年出版《性病态心理学》一书，对学术界和社会影响深远。

（2）1897年英国性心理学家埃利斯·哈夫洛克出版了《性心理研究》第二卷。

（3）1900年奥地利心理学家、精神分析学的创始人弗洛伊德发表《释梦》一书，先后又发表了《性学三论》《快乐原则之外》等论文，建构了泛性主义的心理学理论体系。

（4）西方现代性心理学研究的先驱者之一英国性心理学家和文艺评论家靄理士，从1896年开始，历时十几年写成的六大卷《研究录》成为当时学术界公认的杰作。1933年基于研究录，写成了一本《性心理学》，这是第一本较为系统全面研究性心理学问题的专著，内容涉及性生物学、性冲动生理学、性的畸变、婚姻心理和恋爱心理等，影响深远。

（5）德国医学家摩尔在1913年建立"国际性研究学会"，主持召开国际性学研究大会，1891年写了第一本有关同性恋的专著，1897年发表《人类性欲的本质》，1909年发表第一本关于儿童性问题研究的著作，1912年编写了第一本《性学手册》。

（6）德国医学家和医史学家布洛赫把社会学方法引入性学研究，1906年他首先创用"性学"一词，被称为现代"性学之父"。

（7）美国生物学教授和性学家阿尔弗雷德·C. 金赛在他人协助下，写成《人类男性的性行为》和《人类女性的性行为》，开创了对性行为的生态学研究。

（8）美国心理学家、行为主义的创建者约翰·布鲁德斯·华生认为心理学应该以行为作为自己的研究对象，发展了客观的观察方法，1915年当选为美国心理学会主席，在1919年建立了世界上第一个性学研究所。

（9）美国妇产科专家马斯特斯和心理学家约翰逊进行性反应实验研究，从1954年开始，出版三部巨著《人类的性反应》《人类性功能失调》和《同性恋》，对性心理学的生理机制和临床应用进行了突破性的研究。

（10）美国性学家雪儿·海蒂在1976年和1981年先后出版了大型性学研究报告——《女人篇》和《男人篇》，之后，又先后出版《情爱篇》《家庭篇》《职场篇》《海蒂篇》，为世界性科学研究作出了不可磨灭的贡献。

（11）广义上，性心理学研究也应包括性别心理学的研究。女权主义运动推动了女性心理学的研究。1969年在美国成立了心理学中的女性联合会，1973年美国心理学会建立了女性心理学分会，出版了女性心理学教材，一些大学开设了相应的专业课程。

(六)综合应用题

答案要点:

(1)概念:性心理学是以心理学的观点、理论和方法研究人类性活动及其规律的一门学科,是心理学的分支学科。这里的性取其广义,不仅指性交活动,还包括性心理发展、性别社会化、性健康、异常性心理等。

(2)研究目的与意义:性心理学的发展加深了人们对性的认识,不再只把性行为看作单纯的生物冲动和生殖的途径。其次,性心理学研究探索人类性心理活动的规律,帮助人们更好地理解人类的性行为,并为人类的性心理适应提供理论依据。

(3)研究对象:即是有关人类性行为的心理活动及其规律。

(4)研究内容与范围:主要包括 8 个方面:性的生理心理学基础;性心理的发展;健康性心理的评价与教育研究;性心理咨询与治疗的理论和技术;婚恋心理研究;异常性心理研究;性犯罪心理研究;性文化与性态度。

(5)性心理学研究的发展历程:简单介绍即可,答案见论述题第 2 题。

(6)性心理学的研究方法:观察法、实验法、调查法、临床法。调查法包括访谈法和问卷法。

(许华山)

第二章　性生理心理学基础

一、学习指导大纲

1. **掌握**　性器官发育对心理的影响。
2. **熟悉**　第二性征对心理的影响。
3. **了解**　性反应的心理生理；性的生理学基础。

二、教材精要

（一）内容简介

本章以介绍性的生理学基础开篇，包括性的物质基础、性器官结构与功能、性功能的调节，从男性和女性不同的角度分别阐述了性器官发育对心理的影响、第二性征对心理的影响，从性欲、性唤起、性高潮等几个方面介绍了性反应的生理基础和心理学影响等。此外，还介绍了性反应周期，包括兴奋期、平台期、高潮期、消退期。

（二）内容精要

从躯体解剖的角度看，躯体的器官根据其功能而被归类于各系统，如呼吸系统、消化系统、循环系统、生殖系统等。生殖系统是指直接完成生殖功能的器官系统，与性行为和性心理密切相关。从生理学的立场看，性行为既与生殖有关，又与生殖无关，性行为是生殖的前提和基础，但性行为不仅仅是生殖的手段，也是享乐和愉悦的源泉。性活动除与生理因素有关外，还与心理社会因素密切相关，在现代社会中人的性行为还受到社会文化、习俗、宗教以及法律的制约。

1. **性的生理学基础**　性行为是指在满足性欲和获得性快感中而出现的动作和活动，是生理和心理因素共同影响的行为，其发生与生理心理因素密切相关，是人类发展到一定阶段的产物，存在一定的物质基础。

（1）性的物质基础

1）染色体与性腺的分化：性分化是指在性别决定的基础上，进行雄性和雌性性状分化和发育的过程。成年动物的生殖腺中产生的单倍体生殖细胞经过胚泡发育形成二倍体，成为下一代生殖细胞的基础。当原始生殖腺分化为睾丸或者卵巢时，雄性及雌性生殖细胞分别为原细胞，这些细胞先进行有丝分裂，然后进行减数分裂，在进行减数分裂开始后有丝分裂停止。在生殖腺分化的同时，泌尿系统也经过一系列的分化，从而可以辨认出男性或女性的性器官。

2）性腺与生殖器官的分化：人体性腺的分化大约在受孕 6 周后开始，男性从无性别的生殖腺分化为睾丸，女性则由生殖嵴分化为卵巢。人胚在受孕 6 周时，先由中肾形成原始未分化的性腺，这种性腺主要由来自上皮的性嵴、内层的间隙充质以及外胚层的生殖细胞组成，这三种成分是性腺的原基组织。男女性别分化是不同步的，男性的睾丸在受孕 6 周开始在有 Y 染色体参与的情况下分化，新型细胞 - 支持细胞开始出现，是睾丸分化的一个重要标志，而睾丸间质细胞分化较晚，大约在受孕 8 周时出现，而女性的卵巢要在受孕 13 周才开始在无 Y 染色体参与的情况下分化，受孕 13~16 周才完成胚胎时期卵巢器官的分化，卵泡的形成是卵巢分化的一个重要标志。男女性别的分化主要受 Y 染色体和 Y 染色体性别决定基因（SRY）的影响。

（2）性器官的结构与功能：性器官按解剖位置可分为外生殖器官和内生殖器官，按功能又可分为主要性器官和附属性器官。主要性器官又称性腺，包括睾丸和卵巢；附属性器官包括阴茎、前列腺、附睾、阴道、输卵管、子宫等。

1）男性性器官的结构与功能：男性性器官包括阴茎、阴囊、睾丸、附睾、前列腺、精囊以及输精管等。阴茎是男性的排尿和排精器官，也是男性的性交器官，是男性生殖器官中最显著的部分。阴茎有三大功能：一是男性的性交器官，通过尿道将膀胱里的尿液排出体外；二是射精前精子和精液液体成分的汇集场所；三是排精的器官。睾丸是一对表面光滑、卵圆形的实质性器官，是男性产生精子和分泌雄性激素的场所，位于阴囊左右间隔，男孩青春期发育后睾丸开始产生精子，精子产生后达到一定量就经由梦遗、手淫或性交排泄出去。前列腺位于阴茎根部的体内，介于阴茎和膀胱之间，是附属性腺中最大的、不成对的实质性器官，是分泌前列腺液和前列腺素的场所，也是性敏感部位，适当刺激前列腺会引起性唤起。附睾位于睾丸的内侧，左右各一，为一对长而粗细不均匀的扁圆器官，由附睾管盘曲而成，可分为附睾头、附睾体和附睾尾三部分，是精子发育、成熟和贮藏的地方，还具有一定的吸收功能。

2）女性性器官结构与功能：女性性器官包括阴阜、大阴唇、小阴唇、阴蒂、会阴、阴道、子宫、输卵管、卵巢和乳房等。卵巢是产生卵子和分泌雌性激素的器官，位于盆腔内，左右各一，呈卵圆形，青春期前表面光滑，青春期后表面凹凸不平。卵巢具有产生成熟卵子的生卵作用和分泌类固醇激素的内分泌功能，其生卵作用是女性最基本的生殖功能。子宫是一个壁厚、腔小的肌性器官，是孕育和供给胎儿营养的场所，位于盆腔中央，上部较宽称为子宫体，下部较窄称为子宫颈，顶部隆起部分称为子宫底，其形状、大小和位置随年龄发生改变。阴道是空腔器官，是排出月经、娩出胎儿的通道，也是女性性交的场所，上端包围子宫颈，下端开口于阴道口。阴蒂位于阴道口和尿道口的上方，是个结节样组织，是女性最敏感的性器官。乳房是女性的哺乳器官，也是女性主要的性器官，位于女性的胸部，左右各一，乳房底部为胸肌，由乳腺、腺管和脂肪组成，乳腺由腺叶组成，腺叶内有腺泡，腺泡是分泌乳汁的场所。

（3）性功能的调节：性功能是人类进行活动的本能，是生育、繁衍后代的基础，是进行性活动的前提和保证，不仅和生物学因素相关，同时也与心理、社会因素有关，是三者相互作用的结果。

1）男性性功能的调节

神经调节：①中枢神经系统的调节机制：中枢神经系统的调节主要依赖于两类中枢，皮质中枢和皮质下中枢。皮质中枢将心理刺激以信号的形式传送到外生殖器官作出兴奋或抑制的反应，引起心理性勃起；皮质下中枢则将通过感觉器官获得的性刺激以信号传导的方式输送到性器官引起反射性勃起。人类的性反应既可以通过心理刺激引起，也可以通过感觉刺激获得，也可能是二者共同作用的结果。②自主神经系统的调节：自主神经系统又称植物神经系统，包括交感和副交感神经系统。由于刺激与勃起活动有关的神经会导致阴茎的勃起，人们常认为阴茎的勃起是在副交感神经的支配下产生的。自主神经系统对阴茎勃起主要是通过控制阴茎动脉血管平滑肌、阴茎海绵体平滑肌以及回流静脉平滑肌而发挥作用的。

激素调节的生理心理机制：①激素对性别的影响：大多数动物在早期发育阶段，雄激素水平决定着性别的分化，在雄激素环境中发育成雄性，而在雄激素不足时则发育成雌性，因此神经系统功能和形态的发展具有性二歧性。②激素对性功能的影响：激素对性功能的影响依赖于激素对性行为的激活，是由激素水平的增加引起的。研究表明，阴茎的勃起功能与睾酮水平正相关。③激素对性行为的影响：男性在一生中血浆睾酮浓度有两个高峰期，一个是胚胎期，一个是成年期。胚胎期决定性别的发展，成年期则与性行为密切相关。

2）女性性功能的调节

神经调节：女性的阴道和子宫都是受交感神经系统支配的，该神经在阴道前方与骶神经形成阴蒂海绵体神经丛，对阴蒂及周围组织的神经有调控作用。在女性的生殖器官中有许多多肽类物质，对女性生殖道的功能调节起作用，其中最重要的就是血管活性肠肽（VIP），和前列腺素一样可以扩张血管、松弛平滑肌。高潮与心理因素密切相关，高潮来临时女性会出现心率变缓、全身出汗、呼吸暂停、肌肉由紧张突然变得松弛，伴随着短暂的精神恍惚和意识丧失，产生无以言表的欣快感。这种欣快感的产生与脑内的内啡肽密切相关，性交时女性脑内出现大量的内啡肽物质，尤其是β内啡肽（βEND）。边缘系统中的快感中枢向额叶传递的通道就是这种β内啡肽受体。

激素调节：人类的性行为是由激素、神经以及心理社会因素共同起作用的。性行为包括生殖器官的活动与动情，动情受情绪影响，以性驱力的方式表达。在女性的性行为中，激素把感觉刺激和情绪结合成性感受，将其放大或缩小。乳房比其他性器官更能充分地体现情与欲的结合，乳房对性刺激非常敏感，受到刺激就会充血肿胀，尤其是雌性激素水平较高的女性，表现得更加明显。乳晕的颜色也与雌性激素水平有关。在性行为过程中，皮肤以及皮脂腺也会发生变化，能够分泌外激素，即一种挥发性脂肪酸，也就是身体所挥发出来的气味儿，能够刺激嗅觉中枢，识别和诱导性活动。在正常女性的月经周期中卵巢激素的分泌依赖于血浆中垂体促性腺激素的调节作用。成年女性雄性激素的水平呈周期性变化。研究发现，女性睾酮水平较高时，阴道对性刺激反应比较强烈，而水平较低时反应比较慢。

2. 性器官发育对心理的影响　人和动物性活动明显的不同，动物的性行为是一种本能的行为，而人类的性行为受到心理因素、社会文化、宗教法律等因素的制约，同时人类的性活动对心理也产生一定的影响。

（1）男性性器官发育对心理的影响

1）男性性器官发育：男性性器官在青春期到来之前，没有明显的形态和功能变化。随着青春期的来临，身体的增高，性器官的发育也接踵而至。首先开始变化的是睾丸的体积和功能，男孩在10岁左右，精原细胞开始出现有丝分裂，垂体分泌促性腺激素使精细管增大，睾丸体积也随之开始增大。经过2~3年的时间睾丸就可以产生成熟的精子。到17~18岁，生殖器官大小和形状已经和成人无明显区别。伴随生殖器官的增长，睾丸的发育成熟，开始分泌以睾酮为代表的雄性激素。雄性激素的分泌刺激了男性附睾、精囊以及前列腺等性腺器官的发育，男性性征凸显。

2）男性性器官发育对心理的影响：青春期开始后，随着雄激素分泌的迅速提高，阴茎发育也发生明显的变化，给男性带来一系列的心理影响。青春期的到来也有早有晚，在正常性发育年龄之前就出现外生殖器官和第二性征的发育，称为性早熟；反之，发育滞后称为发育迟缓，俗称性晚熟。早熟的男孩发现自己长出了胡须、阴毛和体毛，喉结慢慢突出，声音开始变得低沉，特别是阴茎逐渐变粗变大，有时还会不自主地勃起，当他看到别的孩子身体没有太多的变化，只有自己发生了变化的时候，感觉自己很不自在，有时成为同伴戏耍的对象，不愿意与人接触，性格变得孤僻、敏感，常常会拒绝别人的关心。当然他们也有一些身高、体重方面的明显优势，在各种竞技活动中很容易发挥优势取得好成绩。对于晚熟的男孩看到别的男孩逐渐进入青春期，而自己还没有太大的变化，会产生自卑心理，很在意自己在别人心目中的形象、别人对自己的评价。阴茎大小始终是男性关注的重要问题。尤其是青少年，经常会为过大或者过小的阴茎而烦恼。阴茎的大小受到年龄、发育、遗传、身体状况等多种因素的影响，从使用角度看，只要阴茎的勃起长度能够放进阴道并在阴道内完成射精任务，能够满足性交与射精的需要就属于正常。

（2）女性性器官发育对心理的影响

1）女性性器官发育：女性的性器官在青春期到来之前一直保持着幼稚的状态，到了青春期才发生显著的改变。首先出现变化的是乳房发育，乳头凸起，乳晕出现。随着雌性激素分泌的增加，促进了卵巢的发育，卵巢所特有的功能日益凸显，卵泡开始发育并生成黄体，黄体的出现开始月经初潮。子宫体积逐渐扩大，阴道增长增宽，阴道黏膜增厚，阴道内环境由中性变为偏酸性，开始有分泌物。大阴唇逐渐变得肥厚，小阴唇也由小变大，乳房膨隆，乳晕颜色变深，生殖器官逐渐发育成熟。到了 18 岁左右卵巢完全成熟，月经周期出现，可以定期排卵，并具有生育功能。

2）女性性器官发育对心理的影响：早熟的女孩在 7~8 岁时就开始出现第二性征，外在明显的变化就是乳房的发育以及月经初潮。女孩对自己身体变化规律知之甚少，面对日益隆起的乳房，不免心里感到紧张、害怕，伴随着激素水平的迅速增高，甚至会产生多种躯体不适症状，更加重了这种恐惧感。晚熟的女孩到了 14~15 岁，当她们看到别的女孩都陆续进入青春期，胸部逐渐丰满起来，而自己的胸部还是扁平如初，会有种自卑感。乳房是女性主要的性感受和刺激器官，在性活动中起着重要的作用，但是由于各种因素的影响，乳房发育存在差异，乳房发育的过大或过小都会给女性带来一定的心理困惑。

3. **第二性征对心理的影响**　性征是指男性与女性各种性生理特征与性心理特征的总称，是由于受性腺分泌激素的影响而出现的与性别有关的特征。第一性征主要是指男女两性在染色体、性腺、性激素以及生殖器官上的差别，在胚胎发育后期就表现出来。第二性征是男女两性进入青春期以后在生理形态学上的变化，也称为副性征。

（1）男性第二性征对心理的影响

1）男性第二性征：第二性征的出现是在青春期到来之后，受到分泌的激素水平的影响而出现的性别特征。男孩到了青春期，由于血液循环中雄性激素睾酮水平的增加，使男孩的身体迅速成熟，身高、体重、体型等都发生很大的变化，生殖器官也发生了变化，男性第二性征随之凸显。

2）对心理的影响：主要体现在 8 个方面。第一，遗精带来的烦恼：由于缺乏与性有关知识的教育，对于遗精内心充满了矛盾与困惑，但又碍于面子难以对家长、亲属与同学启齿。第二，身体特征的困惑：青春期到来之后伴随着身体器官及性器官的发育，男性第二性征日益明显化，一时难以接受自己外在的这种变化。第三，手淫引起的负罪感：手淫一般是因偶然接触或者抚摸阴茎产生的快感引发性冲动引起的，过后又常常自责，产生一种负罪感，增加心理上的负担。第四，同性伙伴接触密切：青春期到来之后，伴随着第二性征的出现，男孩与女孩交往的界限分明，与此同时同性交往趋于增强，和异性在一起有一种羞耻不安的感觉。第五，自我感受增强：在情绪、认知和行为上产生诸多改变，进入唯我平衡期，时刻在意别人对自己的评价。第六，性意识开始萌芽：男孩逐渐意识到两性差异和两性关系，产生了性萌动的自我感觉。第七，性幻想对心理的影响：也称性想象，是指人在清醒状态下通过幻想的方式获得性快感的现象。性幻想在青春期是普遍存在一种解决性冲动的方式，但若是过于沉迷于性幻想则会对心身都会有不利的影响。第八，性压抑的转移与升华：性压抑是指人对自身性欲望的制约与控制，表现为在一段时期内主动地控制自己性行为发生的频率，将注意力转移到其他事物上。性压抑是一种普遍的性心理现象，既有合理、必要的一面，又有不利的一面。

（2）女性第二性征对心理的影响

1）女性第二性征：女孩到了 8~9 岁，骨盆开始增大变宽，臀部开始变圆丰满。随着卵巢分泌雌性激素的增加，乳房和乳头开始发育，到了 12 岁左右，乳房继续发育增大，乳晕扩大，乳房和乳头像小土丘一样隆起，阴毛卷曲，出现腋毛，初潮往往在这时候出现。到了青春后期，骨盆显著增宽，已经初步建立了月经周期，月经开始有规律，皮下脂肪增加，体态逐渐丰满，骨骺闭合，开始排卵。

2）对心理的影响：主要体现在 6 个方面。第一，乳房发育带来的烦恼：女孩进入青春期后首先出现的外在特征是乳房的发育，青春期的女孩对自己身体的变化特别敏感，甚至把发育状况作为衡量一个人能力的重要标准，一个人的发育有先有后，个体差异很大，不能仅凭此状况作为评价一个人能力的标准而产生自卑心理。第二，阴毛的生长：女孩在 11 岁左右开始生出阴毛，阴毛的生长也存在较大的个体差异，阴毛发育较早的女孩压力较大。第三，初潮对心理的影响：初潮对女性有重要意义，标志着性器官的成熟，如何看待其发生，将直接关系到女性将来对性的态度。第四，性意识萌动对心理的影响：随着身体的发育，第二性征的出现以及性冲动的产生，有了一种和异性亲近的感觉，男女的交往使双方都会产生愉悦的感觉，是性意识萌动的表现，这种行为被称为“异性效应”，是青春期发育的结果，家长应该正确引导。第五，性紧张感对心理的影响：性紧张是由于强烈的性欲冲动所带来的，与雌性激素的分泌水平密切相关。第二性征出现以后，女性从生理上有了与男性交往的需要，但是在心理上还不能接受，在与异性交往时有一种难以言表的不适感。第六，经前紧张对心理的影响：女性在月经来临之前会产生一种全身性的生理心理反应，表现为腰部及下腹部有沉重下坠感，腰酸、便秘、容易疲劳、头晕思睡，心情烦躁、乳房肿胀等，这是由于女性在月经周期中雌性激素水平异常带来的影响，是一种正常的生理现象，随着月经的到来会自行消失。

4. 性反应的生理心理　性反应是指人体在受到性刺激后，身体出现的可以感觉和观察到的以及能够测量出来的身体变化，是人体性兴奋组织对外来性刺激的应答。外界刺激包括视觉的（含性内容的画面）、听觉的（情话）、触觉的（皮肤的接触）等。这些变化反应可以发生在性器官上，也可以发生在性器官以外身体的其他部位。从神经活动的类型看，性反应的出现有一定的规律，主要表现在两个方面，一方面是非条件反射性质的反应，是性器官受到性刺激后本能引起的反应，是自然激发的过程，是人类的本能活动，是不需要通过学习获得的；另一方面是具有条件反射性质的反应，是通过学习或长期的经验积累获得的，凡是通过语言、文字、音乐，甚至通过幻想产生的性反应均属于这种类型。

（1）性欲：是在性刺激下，对性活动产生的欲望，是大自然赋予人类的一种本能。弗洛伊德把性欲看作是情爱的本能活动，是情爱的驱动力，是一种性行为表现的生物驱动力。莱文（2003）把性欲看成是对"性的动机和欲望"的渴望，认为性欲包括驱力、动机和欲望三部分。现代的观点认为，性欲不仅仅是生物驱动力的表现，而是心理学（认知和情感）、社会学（相互关系）、文化（宗教信仰、教育影响）相互作用的结果。综上所述，性欲是在性驱动力的驱策下，由性感激发进入性准备状态的，渴望与另一个体发生性关系或肉体接触的愿望。

1）性欲的生理基础：多巴胺和泌乳素。多巴胺是维持性欲的主要中枢神经递质。研究证实，多巴胺耗竭的人对任何性刺激都毫无兴趣；老年人性欲减退也和多巴胺降低有关。抗多巴胺药物如甲氧氯普胺（灭吐灵）等能增加血中泌乳素的含量，抑制性行为的发生。5-羟色胺：服用抗抑郁药 5- 羟色胺再摄取抑制剂（SSRIS）、食欲抑制剂如氟苯丙胺会导致性欲降低，其主要原因是氟苯丙胺能使 5- 羟色胺分泌增加。睾酮：是维持性欲的重要物质，研究表明，女性在排卵前期性欲增强是肾上腺分泌睾酮增加的结果，睾酮水平和女性的性兴奋阈值、性高潮能力和动情能力相关。

2）性欲的心理学影响：性欲的产生不仅仅依赖于非条件性的感官刺激，复杂的心理活动，如性幻想、性意识、性感情、情绪、性知识、性文化对性欲的产生也起到非常重要的作用。

性幻想是一种带有性色彩的心理过程或精神活动，是寄托情思的一种心理活动，是大脑皮层活动的产物之一，较少受到性道德规范的制约，介于意识和潜意识之间，是对现实生活中暂时不能实现的性欲的精神满足。

性意识是指对性的需求及可能形成的性关系的感知和认识，随着心理发育与性发育而完善，至青年期逐步成熟。性意识成熟体现在以下几个方面：①正确认识两性关系，能真正理解两性的本质与社会功能、责任；②具有正常的性冲动与性需要，选择为社会所认可的方式确定恋爱关系，满足自己的性欲望；③有正常的性情感与性意志，能按照性道德、性规范的要求约束自己的性冲动、性行为。

良好的夫妻感情会产生性欲，促使性生活和谐；而配合密切的性生活，又会反过来促进夫妻的感情。一个人有良好心态的时候，往往会产生较强的欲望；如果情绪不好，性欲就容易减退。错误的信念和信息也会人为抑制性欲。

3）性欲的社会影响因素：婚姻冲突会造成夫妻感情基础不牢，性感受的交流不够，把非性问题的冲突带进性生活之中。季节因素可以影响性欲。不同年龄段性欲不同，男性在进入青春期后性欲达到顶峰，30~40 岁开始性欲减退，从 50 岁起性欲明显减弱，但性功能却能保持到 70~80 岁，只是性欲减退而已，并未消失。女性的性欲，30~40 岁才达到高潮，绝经后逐渐减退，60 岁以后明显减退。以往性经验与社会经验会影响性欲，过去有愉快的性经验和社会经验的人，唤起性欲比较容易；反之，唤起性欲则比较困难。环境因素如环境的气氛、温度，个人饮食状况，是否服用药物等也会对性欲有一定的影响。

（2）性唤起：是指由于性刺激而进入性准备状态，在性驱动力的策动下，企图与异性完成心身结合的一种欲望。人类的性唤起常与性欲相联系，并且贯穿于从两性性交前行为直至生殖器交合，到性高潮完成的整个过程。性欲通常只是性心理的一种反应，而性唤起则除了反映性欲外，还常伴有相应的性生理反应和过程。因此，可以认为性唤起是人体在某种特殊条件下产生的性驱动力的程度。

1)性唤起的生物性特征：性唤起与人的其他行为一样受到生物因素的影响，以身体为基础表现出来的，其行为通过感觉、运动、神经以及其他器官进行表达，与性欲密切相关，男性的性唤起比较快，女性的性唤起相对比较慢。性唤起与年龄有密切的关系，男性在20岁左右是精液生长最快的时期，对外界的性刺激更加敏感，女性到了20多岁，性欲才逐渐升高，到了30多岁，性欲达到高峰，以后逐渐降低。

2)性唤起的心理影响：人的心理特征与心理过程决定着性行为的塑造和活动的类型。人类的性行为与动物的本能冲动不同，已不再为服从性欲的需要而发生，而与爱情密切相关。

(3)性高潮：指经由性刺激、性反应达到高峰，身体与心理处于性愉悦的反应状态，是性欲望美满实现的标志。满意的性高潮是性和谐的重要标志，和谐的性生活会使家庭和谐，社会和谐。

1)男性性高潮：男性性高潮大部分以射精为表现，射精过后也是性高潮的结束。男性高潮快感并不是射精产生的，如果在一天内多次性交，后面的性交常常有快感而无射精。之所以有快感是因为性腺器官和盆底肌肉收缩引起的，因而出现有快感有射精动作而无精液排出。

2)女性性高潮：女性的性高潮是由阴蒂一直刺激产生的。随着高潮的到来，阴蒂胀大突出，随高潮跳动，阴道括约肌也会节律性地收缩，阴道分泌物增加，肌肉会短暂性地僵硬。弗洛伊德曾提出将女性性高潮分为阴蒂高潮和阴道高潮两种。还有学者将女性性高潮分为三种类型：①子宫型高潮：只有在阴茎插入阴道时才可获得高潮，高潮临近时女性会不由自主地屏气，高潮到来时，会突然爆发呼气；②女阴高潮型：相当于阴蒂高潮，是由性交刺激或手淫刺激获得的；③混合型高潮：是子宫高潮与女阴高潮的混合形式。实际上不论女性高潮属于哪种类型，都会出现多重高潮现象，有时两次高潮时间间隔仅有几秒钟，可连续出现2次或更多次的性高潮，这也是女性高潮与男性高潮的不同之处。

(4)性反应周期：是由于性刺激引起的性生理、心理及性行为的阶段性变化模式。1966年Masters和Johnson通过对1万多人完整性反应周期的观察，揭示了人类性反应的规律，发表了《人类性反应》专著，他们把性反应分为4个阶段，分别为兴奋期、平台期，也称持续期、高潮期以及消退期。这4个阶段并不是孤立存在的，而是一个动态的连续的过程，并认为男性和女性的性反应有着相似的规律，但各自都有其独有的特征。

1)兴奋期：性兴奋是指性欲发动，肉体或精神由于受到性刺激而进入紧张状态，其表现形式男性为阴茎勃起，女性为阴道润滑。唤起性兴奋的时间男女有别，男性可在几秒钟内即可达到性兴奋，而女性需要在有效刺激10~30秒后才产生性兴奋。对个体来说，如果性刺激能保持足够的时间，反应强度就增强，反应时间就缩短。反之，反应强度减弱，反应时间延长，甚至出现反应消退。性兴奋还受其他一些因素的影响，如心理状态、情绪以及周围环境等。

2)平台期：又称持续期，是指兴奋后至高潮前性紧张稳定发展的阶段，持续时间约半分钟到几分钟。与兴奋期相比，平台期没有典型的生理变化，只是兴奋的持续或加剧。无论是男性还是女性，在平台期都会受到环境和情绪因素的影响，这个时期实际上是男女摩擦运动时期。

3)高潮期：是性反应周期的顶峰阶段，一般只持续数秒钟。在高潮期男女双方把先前形成的肌肉紧张通过不随意肌的痉挛加以释放，与此同时体验到一种难以言表的快感。男性性高潮以射精为标志，性高潮是由盆腔器官发生不由自主的波浪式的收缩组成的，收缩间隔时间为 0.8 秒。实际上男性性高潮由两个阶段组成：第一个阶段是精液从精囊腺、前列腺和附睾管等附属性腺器官排入尿道前列腺部，产生一种不可遏制的射精感觉，此时男性的性反应不可能再中断；第二个阶段是精液从前列腺部排到尿道膜部和尿道阴茎部，再将精液射出体外。女性性高潮不像男性那样有射精的指征，持续时间一般为数秒或十几秒，主要表现为阴道下 1/3 肌肉节律性的收缩，女性性高潮的强度及时间与许多因素有关，如刺激方式与强度、心理情绪状态、夫妻和谐程度以及躯体状态，女性对这些因素的反应比男性更加敏感。研究结果显示，男性性高潮发生的潜能是在 18 岁左右，而女性则多为 35 岁左右。当然，性高潮潜在能力还受到个体其他一些因素的影响，这种能力在个体之间差异较大，有的人在 24 小时内出现多次性高潮的情况也较常见。

4）消退期：指身体肌紧张得到放松，性能量得到释放，充血肿胀逐渐消退的过程，一般需要 5~10 分钟。男性的消退比较快，在消退过程中，出现舒适安宁的感觉，女性消退期相对较长，没有达到高潮的女性消退期长达数小时之久。男性在性高潮过后具有对性刺激不发生反应的不应期，不应期的存在可以使男性摆脱疲劳，积蓄能量，其长短因人而异。

（三）本章小结

本章可以帮助读者详细学习性生理心理学基础，了解性的物质基础，科学认识性器官的结构与功能，从神经调节和激素调节两个方面了解性功能调节的生理心理机制；掌握性器官的发育和第二性征对心理的影响，尤其是青春期男女，存在着较大差异；从性欲、性唤起、性高潮、性反应周期四个方面熟悉性反应的生理心理，同时了解《人类性反应》一书中所描述的性反应四个阶段，兴奋期、平台期、高潮期以及消退期。

三、习题

（一）单选题

1. 男性从无性别的生殖腺分化为睾丸，女性则由生殖嵴分化为卵巢，所以人体性腺的分化时间大约是

A. 受孕 6 周后　　B. 受孕 8 周后　　C. 受孕 10 周后
D. 受孕 13 周后　　E. 受孕 15 周后

2. 女性产生卵子和分泌雌性激素的器官是

A. 卵巢　　B. 阴阜　　C. 输卵管
D. 子宫　　E. 阴蒂

3. 女性最敏感的性器官是

A. 子宫　　B. 阴蒂　　C. 卵巢
D. 阴道　　E. 阴阜

4. 男性产生精子和分泌雄性激素的场所是

A. 阴茎　　B. 睾丸　　C. 前列腺
D. 附睾　　E. 阴囊

5. 在女性的生殖器官中有许多多肽类物质，对女性生殖道的功能调节起作用，其中最重要的就是

A. β 内啡肽　　B. C 型利钠多肽　　C. 舒血管肠肽

D. 神经肽Y　　E. 多巴胺

6. 1966年Masters和Johnson通过对1万多人完整性反应周期的观察，揭示了人类性反应的规律，其发表的专著是

A.《人类性反应》　　B.《G点及人类性行为的发现》　　C.《性经验史》

D.《性心理研究》　　E.《性学》

7. 能够引起阴茎勃起的主要调节中枢是

A. 皮质中枢　　B. 皮质下中枢　　C. 边缘系统

D. 丘脑　　E. 海马

8. 由于性刺激而进入性准备状态，在性驱动力的策动下，企图与异性完成心身结合的一种欲望，这是

A. 性欲　　B. 性高潮　　C. 性唤起

D. 性周期　　E. 性兴奋

9. 早熟的女孩外在明显的变化就是乳房的发育以及月经初潮，开始出现第二性征的年龄是

A. 6岁　　B. 8岁　　C. 10岁

D. 12岁　　E. 9岁

10. 男性在进入青春期后性欲达到顶峰，但性功能却能保持到

A. 40~50岁　　B. 50~60岁　　C. 60~70岁

D. 70~80岁　　E. 55~65岁

（二）多选题

1. 性器官按功能分为主要性器官和附属性器官。主要性器官又称性腺，包括

A. 前列腺　　B. 睾丸　　C. 卵巢

D. 阴茎　　E. 乳房

2. 男性在一生中血浆睾酮浓度有两个高峰期，这两个高峰期是

A. 胚胎期　　B. 青春期　　C. 老年期

D. 幼年期　　E. 成年期

3. 性欲的生理基础包括

A. 多巴胺和泌乳素　　B. 乙酰胆碱　　C. 血管活性肠肽

D. 5-羟色胺　　E. 睾酮

4. 性欲的心理学影响包括

A. 性幻想　　B. 性意识　　C. 性感情

D. 情绪　　E. 错误的信念和信息

5. 弗洛伊德曾提出将女性性高潮分为

A. 阴蒂高潮　　B. 阴道高潮　　C. 子宫型高潮

D. 女阴高潮型　　E. 混合型高潮

（三）名词解释

1. 性行为
2. 第二性征
3. 性反应
4. 性唤起

5. 性高潮

（四）简答题

1. 简述男性性器官的结构与功能。

2. 简述女性性器官发育对心理的影响。

3. 简述性欲的心理学影响。

4. 简述性欲的社会影响因素。

5. 简述《人类性反应》专著中提出的性反应周期。

（五）论述题

论述男性性功能调节的生理心理机制。

（六）综合应用题

结合现实，具体阐述第二性征对心理的影响。

四、参考答案

（一）单选题

1. 答案：A

试题分析：人体性腺的分化大约在受孕 6 周后开始的，男性从无性别的生殖腺分化为睾丸，女性则由生殖嵴分化为卵巢。

2. 答案：A

试题分析：卵巢是女性产生卵子和分泌雌性激素的器官。

3. 答案：B

试题分析：阴蒂位于阴道口和尿道口的上方，是个结节样组织，是女性最敏感的性器官。

4. 答案：B

试题分析：睾丸是一对表面光滑、卵圆形的实质性器官，是男性产生精子和分泌雄性激素的场所。

5. 答案：C

试题分析：在女性的生殖器官中有许多多肽类物质，对女性生殖道的功能调节起作用，其中最重要的就是舒血管肠肽。

6. 答案：A

试题分析：1966 年 Masters 和 Johnson 通过对 1 万多人完整性反应周期的观察，揭示了人类性反应的规律，发表了《人类性反应》专著。

7. 答案：C

试题分析：边缘系统是能够引起阴茎勃起的主要调节中枢。

8. 答案：C

试题分析：性唤起是指由于性刺激而进入性准备状态，在性驱动力的策动下，企图与异性完成心身结合的一种欲望。

9. 答案：B

试题分析：早熟的女孩在 8 岁时就开始出现第二性征，外在明显的变化就是乳房的发育以及月经初潮。

10. 答案：D

试题分析：男性在进入青春期后性欲达到顶峰，30~40 岁开始性欲减退，从 50 岁起性欲明显减弱，但性功能却能保持到 70~80 岁。

（二）多选题

1. 答案：BC

试题分析：性器官按功能分为主要性器官和附属性器官。主要性器官又称性腺，包括睾丸和卵巢。

2. 答案：AE

试题分析：男性在一生中血浆睾酮浓度有两个高峰期，一个是胚胎期，一个是成年期。

3. 答案：ADE

试题分析：性欲的生理基础包括多巴胺和泌乳素、5- 羟色胺和睾酮。

4. 答案：ABCDE

试题分析：性欲的产生不仅仅依赖于非条件性的感官刺激，复杂的心理活动，如性幻想、性意识、性感情、情绪、性知识、性文化对性欲的产生也起到非常重要的作用。

5. 答案：AB

试题分析：弗洛伊德曾提出将女性性高潮分为阴蒂高潮和阴道高潮两种。

（三）名词解释

1. 性行为：是指在满足性欲和获得性快感而出现的动作和活动。

2. 第二性征：是男女两性进入青春期以后在生理形态学上的变化，也称为副性征。

3. 性反应：是指人体在受到性刺激后，身体出现的可以感觉和观察到的以及能够测量出来的身体变化，是人体性兴奋组织对外来性刺激的应答。

4. 性唤起：是指由于性刺激而进入性准备状态，在性驱动力的策动下，企图与异性完成心身结合的一种欲望。

5. 性高潮：是指经由性刺激、性反应达到高峰，身体与心理处于性愉悦的反应状态，是性欲望美满实现的标志。

（四）简答题

1. 答案要点：男性性器官包括阴茎、阴囊、睾丸、附睾、前列腺、精囊以及输精管等。阴茎是男性的排尿和排精器官，射精前精子和精液液体成分的汇集场所，也是男性的性交器官，是男性生殖器官中最显著的部分。睾丸是一对表面光滑、卵圆形的实质性器官，是男性产生精子和分泌雄性激素的场所，位于阴囊左右间隔。前列腺位于阴茎根部的体内，介于阴茎和膀胱之间，是附属性腺中最大的不成对的实质性器官，是分泌前列腺液和前列腺素的场所，也是性敏感部位，适当刺激前列腺会引起性唤起。附睾位于睾丸的内侧，左右各一，为一对长而粗细不均匀的扁圆器官，由附睾管盘曲而成，可分为附睾头、附睾体和附睾尾三部分，是精子发育、成熟和贮藏的地方，还具有一定的吸收功能。

2. 答案要点：早熟的女孩在 7~8 岁时就开始出现第二性征，外在明显的变化就是乳房的发育以及月经初潮。女孩对自己身体变化规律知之甚少，面对日益隆起的乳房，不免心里感到紧张、害怕，伴随着激素水平的迅速增高，甚至会产生多种躯体不适症状，更加重了这种恐惧感。晚熟的女孩到了 14~15 岁，当她们看到别的女孩都陆续进入青春期，胸部逐渐丰满起来，而自己的胸部还是扁平如初，会有种自卑感。乳房是女性主要的性感受和刺激器官，在性活动中起着重要的作用，但是由于各种因素的影响，乳房发育存在差异，乳房发育的过大或过小都会给女性带来一定的心理困惑。

3. 答案要点：性欲的产生不仅仅依赖于非条件性的感官刺激，复杂的心理活动，如性幻想、性意识、性感情、情绪、性知识、性文化对性欲的产生也起到非常重要的作用。

性幻想是一种带有性色彩的心理过程或精神活动，是寄托情思的一种心理活动，是对现实生活中暂时不能实现的性欲的精神满足。性意识是指对性的需求及可能形成的性关系的感知和认识，随着心理发育与性发育而完善，至青年期逐步成熟。良好的夫妻感情会产生性欲，促使性生活和谐；而配合密切的性生活，又会反过来促进夫妻的感情。一个人有良好心态的时候，往往会产生较强的欲望；如果情绪不好，性欲就容易减退。错误的信念和信息也会人为抑制性欲。

4. 答案要点：婚姻冲突会造成夫妻感情基础不牢，性感受的交流不够，把非性问题的冲突带进性生活之中。季节因素可以影响性欲。不同年龄段性欲不同，男性在进入青春期后性欲达到顶峰，30~40 岁开始性欲减退，从 50 岁起性欲明显减弱，但性功能却能保持到 70~80 岁，只是性欲减退而已，并未消失。女性的性欲，30~40 岁才达到高潮，绝经后逐渐减退，60 岁以后明显减退。以往性经验与社会经验会影响性欲，过去有愉快的性经验和社会经验的人，唤起性欲比较容易；反之，唤起性欲则比较困难。环境因素如环境的气氛、温度，个人饮食状况，是否服用药物等也会对性欲有一定的影响。

5. 答案要点：性反应周期是由于性刺激引起的性生理、心理及性行为的阶段性变化模式。1966 年 Masters 和 Johnson 通过对 1 万多人完整性反应周期的观察，揭示了人类性反应的规律，发表了《人类性反应》专著，他们把性反应分为 4 个阶段，分别为兴奋期、平台期，也称持续期、高潮期以及消退期。这 4 个阶段并不是孤立存在的，而是一个动态的连续的过程，并认为男性和女性的性反应有着相似的规律，但各自都有其独有的特征。

（五）论述题

答案要点：性功能是人类进行活动的本能，是生育、繁衍后代的基础，是进行性活动的前提和保证，不仅和生物学因素相关，同时也与心理、社会因素有关，是三者相互作用的结果。男性性功能调节的生理心理机制主要包括以下两个方面：

（1）神经调节

1）中枢神经系统的调节机制：中枢神经系统的调节主要依赖于两类中枢，皮质中枢和皮质下中枢。皮质中枢将心理刺激以信号的形式传送到外生殖器官作出兴奋或抑制的反应，引起心理性勃起。皮质下中枢则将通过感觉器官获得的性刺激以信号传导的方式输送到性器官引起反射性勃起。人类的性反应既可以通过心理刺激引起，也可以通过感觉刺激获得，也可能是二者共同作用的结果。

2）自主神经系统的调节：自主神经系统又称植物神经系统，包括交感和副交感神经系统。由于刺激与勃起活动有关的神经会导致阴茎的勃起，人们常认为阴茎的勃起是在副交感神经的支配下产生的。自主神经系统对阴茎勃起主要是通过控制阴茎动脉血管平滑肌、阴茎海绵体平滑肌以及回流静脉平滑肌而发挥作用的。

（2）激素调节的生理心理机制

1）激素对性别的影响：大多数动物在早期发育阶段，雄激素水平决定着性别的分化，在雄激素环境中发育成雄性，而在雄激素不足时则发育成雌性，因此神经系统功能和形态的发展具有性二歧性。

2）激素对性功能的影响：激素对性功能的影响依赖于激素对性行为的激活，是由激素水平的增加引起的。研究表明，阴茎的勃起功能与睾酮水平正相关。睾酮的水平是间接的释放，其浓度变化具有明显的周期性，呈昼夜节律性变化，以清晨水平为最高。

3）激素对性行为的影响：男性在一生中血浆睾酮浓度有两个高峰期，一个是胚胎期，一个是成年期。胚胎期决定性别的发展，成年期则与性行为密切相关。

（六）综合应用题

答案要点：性征是指男性与女性各种性生理特征与性心理特征的总称，是由于受性腺分泌激素的影响而出现的与性别有关的特征。第一性征主要是指男女两性在染色体、性腺、性激素以及生殖器官上的差别，在胚胎发育后期就表现出来。第二性征是男女两性进入青春期以后在生理形态学上的变化，也称为副性征。

（1）男性第二性征对心理的影响：男性第二性征的出现是在青春期到来之后，受到分泌的激素水平的影响而出现的性别特征。男孩到了青春期，由于血液循环中雄性激素睾酮水平的增加，使男孩的身体迅速成熟，身高、体重、体型等都发生很大的变化，生殖器官也发生了变化，男性第二性征随之凸显。对心理的影响主要体现在：

1）遗精带来的烦恼：由于缺乏与性有关知识的教育，对于遗精内心充满了矛盾与困惑，但又碍于面子难以对家长、亲属与同学启齿。

2）身体特征的困惑：青春期到来之后伴随着身体器官及性器官的发育，男性第二性征日益明显化，一时难以接受自己外在的这种变化。

3）手淫引起的负罪感：手淫一般是因偶然接触或者抚摸阴茎产生的快感引发性冲动引起的，过后又常常自责，产生负罪感，增加心理上的负担。

4）同性伙伴接触密切：男孩与女孩交往的界限分明，与此同时同性交往趋于增强，和异性在一起有一种羞耻不安的感觉。

5）自我感受增强：在情绪、认知和行为上产生诸多改变，进入唯我平衡期，时刻在意别人对自己的评价。

6）性意识开始萌芽：男孩逐渐意识到两性差异和两性关系，产生了性萌动的自我感觉。

7）性幻想对心理的影响：也称性想象，是指人在清醒状态下通过幻想的方式获得性快感的现象，在青春期是普遍存在一种解决性冲动的方式，但若是过于沉迷于性幻想则会对心身都会有不利的影响。

8）性压抑的转移与升华：性压抑是指人对自身性欲望的制约与控制，表现为在一段时期内主动地控制自己性行为发生的频率，将注意力转移到其他事物上。

（2）女性第二性征对心理的影响：女孩到了8~9岁，骨盆开始增大变宽，臀部开始变圆丰满。随着卵巢分泌雌性激素的增加，乳房和乳头开始发育，到了12岁左右，乳房继续发育增大，乳晕扩大，阴毛卷曲，出现腋毛，初潮往往在这时候出现。到了青春后期，骨盆显著增宽，已经初步建立了月经周期，月经开始有规律，皮下脂肪增加，体态逐渐丰满，骨骺闭合，开始排卵。对心理的影响主要体现在：

1）乳房发育带来的烦恼：女孩进入青春期后首先出现的外在特征是乳房的发育，青春期的女孩对自己身体的变化特别敏感，发育个体差异很大，不能仅凭发育状况作为评价一个人能力的标准而产生自卑心理。

2）阴毛的生长：女孩在11岁左右开始生出阴毛，阴毛的生长也存在较大的个体差异，阴毛发育较早的女孩压力较大。

3）初潮对心理的影响：初潮对女性有重要意义，标志着性器官的成熟，如何看待其发生，将直接关系到女性将来对性的态度。

4）性意识萌动对心理的影响：随着身体的发育，第二性征的出现以及性冲动的产生，有了一种和异性亲近的感觉，男女的交往使双方都会产生愉悦的感觉，是性意识萌动的表现，这种行为被称为“异性效应”。

5）性紧张感对心理的影响：性紧张是由于强烈的性欲冲动所带来的，与雌性激素的分泌水平密切相关。

6）经前紧张对心理的影响：女性在月经来临之前会产生一种全身性的生理心理反应，表现为腰部及下腹部有沉重下坠感，腰酸、便秘、容易疲劳、头晕思睡，心情烦躁、乳房肿胀等，这是由于女性在月经周期中雌性激素水平异常带来的影响，是一种正常的生理现象，随着月经的到来会自行消失。

（吴明飞）

第三章　性心理的发展与健康的性心理

一、学习指导大纲

1. **掌握**　性心理发展和性别角色的概念；性心理发展的整合理论模型；性心理的主要发展阶段。

2. **熟悉**　心理动力理论；埃里克森心理发展的模型；影响性别角色社会化的因素；男女性心理的差异；健康的性心理的标准。

3. **了解**　影响性心理发展的因素；性别角色的类型及其发展理论；性生活质量与健康效能。

二、教材精要

（一）内容简介

本章首先阐述了性心理发展的主要理论及不同心理学家提出的性心理发展的各种阶段，并总结了影响性心理发展的主要因素，继而分析性别角色的发展和影响性别角色社会化的因素。并从性心理需求、性情趣反应、性行为等三方面阐述了男女性心理的差异。此外，本章最后一节还介绍了人类健康的性心理的基本特征和评价标准、性生活质量和性生活的各种健康效能。

（二）内容精要

性心理的发展是个体整个心理功能的重要组成部分，个体随着年龄的增长，逐渐对性的认知、性的感受以及性取向和性行为逐渐产生全面的认识。健康的性心理或异常的性心理，都是在成长过程中发生发展起来的。

1. 性心理作为一种心理现象，具有其自身发生发展的内在规律。性心理发展是指个体随着发展逐渐对性的认知、性的感受、性行为和性取向等四个方面全面认识的复杂过程。

2. **心理动力理论**　是心理的动力学机制，由弗洛伊德提出，认为人类的心理和行为的背后是受追求快乐、降低张力和焦虑的驱动力推动的。驱动力是由躯体内部的生理和心理的能量派生出来的，这种能量来源于本能。力比多是指一种与性本能有联系的潜在能量，是人类心智的一部分。按照他的观点，许多单个的本能行为（攻击、繁殖、防御）背后都是由生或性的本能和死的本能的内驱力所推动。

（1）生的本能：指的是个体追求生存和种族的延续，代表爱和建设的力量。其目的是通过消除性兴奋状态给机体带来愉快。个体整个躯体都充满了力比多，那些能产生快感部位也被称为性感带。个体的饥和渴的本能容易得到满足，而性本能往往得不到满足，成为影响人格的主要因素。

（2）死的本能：指的是使有机体回归到一种无机状态，体现为恨和破坏的力量。死的本能可以指向自身，表现为自责、自虐和自杀等动机；也可以指向外部，表现为恨、破坏、攻击性等动机。

弗洛伊德过分强调性本能的作用，把人格发展的动力归因于性本能或力比多，性本能是否满足直接影响个体人格发展的健康状况，幼儿经历一系列以主要动情区为标志的发展阶段，能进行健康的性欲发泄。早期创伤会导致心理能的固着，成年期的人格将反映发生心理能固着的那个阶段的特征。

3. **发展理论**

（1）皮亚杰（Jean Piaget）认为认知、智力和推理对儿童发展极其重要。在他之后科尔伯格采用开放式两难故事法进行研究认知，提出了道德推论发展的系统理论，将道德发展划分为前习俗水平、习俗水平和后习俗水平等三个水平，每个水平又划分为两个阶段。

（2）埃里克·埃里克森提出心理发展的模型，认为人出生到死亡共经历八个阶段。该理论强调自我、社会和历史的影响。在人生发展的八个阶段中的每一个阶段，都必须解决该阶段发展中的危机。每个阶段的危机可以使个体向积极健康适应的方向发展，也可以是使个体向消极，不适应和低自尊的方向发展。

（3）性心理发展的整合理论模型：该理论由研究者约翰·班克罗夫特提出，涉及人生不同阶段的生理和心理发展，认为个体发展存在的三股主要的“力量”。

1）性别认同；

2）性反应与理解自身的性取向；

3）建立亲密两人关系的能力。

4. **弗洛伊德的性心理主要发展阶段**　弗洛伊德认为，个体发展的不同时期其动情区不同，将个体出生之后到性成熟的性心理发展划分为五个阶段，也被称为发展的心理性欲阶段。

（1）口唇期（0~1 岁）：力比多集中于口唇、口腔活动，嘴和口腔黏膜构成了满足欲望及进行交流的最重要的身体部位。

（2）肛门期（1~3 岁）：肛门区是这一时期最重要的动情区，力比多下移贯注于肛门、直肠区的活动。同时肛门和膀胱括约肌的使用也是对权力和意愿的一种躯体表达方式。

（3）性器期（3~6 岁）：婴儿开始表现出对生殖器刺激的兴趣。他们通过玩弄生殖器而获得快感。相对于青春期的性冲动，称此时躯体的性冲动为“婴儿的性”。男孩往往产生阉割焦虑，女孩往往产生阴茎嫉妒。

（4）潜伏期（6~11 岁）：儿童性心理比较平静，孩子对父母和家人的兴趣减弱，对动物、运动、自然界和学校的学习、同伴的交往好奇心陡增。

（5）生殖器期（11 岁或 13 岁开始）：由于躯体和内分泌系统的迅猛发展，第二性征日益明显，青少年的性心理也迅猛发展，逐渐躯体和性发育基本成熟，与原始家庭客体产生心理社会性分离，建立家庭外的亲密客体关系。

5. **埃里克森的性心理发展主要阶段**　在弗洛伊德的五阶段心理性欲发展的基础上提出人生发展的八个阶段以及每个阶段的发展任务。

（1）婴儿期：是从出生到 1 岁左右，主要任务是满足自身生理上的需要，发展基本信任感，克服不信任感，体验现实的希望。

（2）儿童早期：约 1~3 岁之间，主要任务是获得自主性，克服羞怯和疑虑，体验意志的实现。

（3）学前期：约4~6岁之间，主要任务是获得主动感，克服内疚感，体验目的的实现。

（4）学龄期：约6~11岁，发展任务是获得勤奋而克服自卑感，体验能力的实现。

（5）青春期：约12~20岁，主要任务是建立同一感和防止同一感混乱，体验忠实的实现。

（6）成年早期：约20~24岁，发展任务是获得亲密感避免孤独感。

（7）成年中期：约25~50岁，主要发展任务是获得繁殖感避免停滞感。

（8）成年晚期（老年期）：从50岁直到死亡，此阶段的心理社会危机是完整对绝望。

6. 影响性心理发展的因素

（1）性心理发展的生物基础：性别的生物学基础体现在以下几个方面：①基因性别；②性腺性别；③体征性别；④脑性别。

（2）性心理发展的家庭教育因素：家庭教育中父母对性的一般态度，以及父母对待孩子性别的态度都对孩子性心理发展具有很大的影响。父母性知识的无知及教育行为的不当都会给儿童的性心理造成伤害，为日后的性心理问题埋下诱因。

（3）性心理发展的学校教育因素：学校教育是性心理发展的主要渠道。让学生学会正确地与异性交往，并在活动中释放多余的能量，引导学生科学地对待性及性知识，走出性误区。

（4）性心理发展的社会文化因素：不同时期或不同民族的性文化传统和观念、性道德、性行为方式有很大的差异性，对个体的性心理发展具有深刻的影响，个体都是被社会文化塑造的人。

7. 性别角色是指在一定的社会文化背景下，由于人们的性别不同而产生的符合一定社会期望的品质特征，男女两性应当具有的性格、价值观念和行为，包括男女两性所持的不同态度、人格特征以及其他文化习俗中认可的表现男子气和女子气的行为。

8. 性度是指个体所具有的男性化和女性化特质的程度。在男性身上表现出来的典型特征称为男性性度，在女性身上表现出来的典型特征称为女性性度。

9. 性别角色类型有单一化模型、双性化模型和性别角色图式等。

10. 性别角色发展的相关理论主要有精神分析理论、社会学习理论、认知发展理论和性别图式理论等。

（1）精神分析理论认为性欲（性本能）是与生俱来的。个体的性别认同和对某种性别角色的偏好是从性器期开始的，在这一时期，个体开始模仿并认同他们与父母的性别，着重亲子关系的角色认同。

（2）社会学习理论认为儿童通过两种途径获得性别认同和形成性别偏好：第一，性别角色的直接教导（或分化强化），儿童的那些与其性别特征相一致的行为得到鼓励和奖赏，与其性别不一致的行为则受到惩罚和阻止；第二，通过观察学习，儿童获得同性榜样的行为和态度。该理论认为性别是社会建构的，而不是生物遗传的。性别差异源于社会实践和风俗习惯的不同，而不是个体固有的属性的差异。

（3）柯尔伯格认为，儿童是自我社会化者，必须在建立性别认同、获得对性别稳定的理解之后才能实现对性别恒定性的理解。性别恒常性由三种对性别理解的不同成熟度组成，即性别同一性、性别稳定性和性别一致性。

（4）性别图式理论糅合了社会学习和认知发展理论的观点，主要研究个体对自己是男性化还是女性化的定义，不要求获得性别恒常性，仅要求掌握性别认同。

11. 影响性别角色社会化的因素

(1)生理因素:在某种程度上,男女两性不同的染色体遗传特性、脑的两半球偏侧性功能专门化发展的差异和性激素都与性别角色的发展相关。荷尔蒙因素对性别差异的影响主要表现在活动水平、专断行为及攻击性行为、情绪反应等方面。

(2)家庭因素:家庭教育中通过性别期待与认同、模仿的机制实现对性别角色社会化的影响。通过两方面对子女性别角色社会化产生作用:一是父母的期望,使子女朝着父母预期的性别角色方向发展,从而使子女将这些期望转化为自己的性别角色观念;二是父母的态度和性别观念会影响子女的性别角色观念。

(3)学校因素:学校教育强化了男女两性的角色差异,教学的主体教师和教材都传递着有关性别差异的信息。这段时期是个体处于学习和自我塑造的重要时期。因此学校也成了影响性别角色发展的重要因素。

(4)同伴群体:进入儿童期后,个体具有要求独立、渴望与同性伙伴交往,并获得认同的心理需求。在交往中除了性格、爱好等因素的相互吸引之外,性别也成为划分伙伴群体的重要标志。在不同的性别群体中,两性的角色规范被整合进群体规范之中,使之成为性别群体所遵循的行为准则。

(5)媒体因素:电视、电影、书籍、报刊、互联网等大众传播媒介是人们娱乐和获取信息的重要渠道,已成为青少年性别社会化的重要手段。个体会以大众传媒的人物为模仿对象,并将社会对性别角色定型的看法内化到自己的认知系统中,进而形成自己的性别角色观念和行为。

12. 男女性心理的差异

(1)性心理需求的差异:女性需要被人关心,被人呵护,在男性面前常常将自己视为温顺的依人小鸟。男人遇到困难和挫折时倾向于隐瞒或淡化该事件的严重程度,他们潜意识里想要证明自己面对困难的勇气。

(2)性情趣反应的差异

1)感官上的差异:男人对色情刺激的感受较女人敏感和广泛,但女人对听觉和精神刺激的反应特别敏感。

2)观念上的差异:男人易受性欲的驱使而想发生性行为,女人易受情感的左右来决定是否有性的需要;男人常把性关系看成就是爱情,靠性爱来表达感情,女人往往把性与爱情分开,更关注的是异性对自己的感情。男性性观念的开放程度高于女性。

3)反应上的差异:男性对于性刺激的反应,常较女性快,能够引起反应的刺激种类,常较女性多;女性则大多是被爱抚或生殖器交合才能引起性的反应。

4)意念上的差异:在性欲冲动被刺激而达到性兴奋的时候,男性的性意念非常专一,不易遭受外界无关刺激的干扰而致分心;女人的性意念则比较分散,往往有些无关的外界刺激。

(3)性行为的差异

1)在主动要求和发起性行为方面:在性生活过程中,多数是男性积极主动,情绪热烈;而女性则相对消极被动。

2)在性活动的支配与控制方面:几乎总是男性在发挥主宰的或者主导的作用;而女性则通常扮演被主宰的或者被引导的角色。

3)在享受性生活方面:绝大多数情况下,男性所获得的享受要远远多于女性。在传统社会里，或者在传统型的女性当中，女性获得性高潮的比例和概率都远远低于男性。

4）在承担性生活所带来的结果方面：男性的生理和心理付出要比女性少得多。在性行为方式的变换方面，男性总是比女性更积极，更需求。

5）在性心理现象表达方面：男性有性幻想、性梦现象和自慰行为的人数比例大大高于女性。在接受性刺激的方式方面，男性更倾向于对外来的视觉刺激高度敏感；而女性更倾向于对触觉刺激高度敏感，也就是说，男性接受视觉刺激的能力要比女性强，而女性接受触觉刺激的能力则比男性强。

6）在性行为中的心理反应和情感需求方面：男性往往更倾向于重视以生理反应为基础的直接快乐；而女性则常常倾向于强调以情绪反应为基础的心理愉悦。

7）对于婚前性行为的态度方面：女生较男生更看重"贞洁观"，更慎重对待婚前性行为。

8）在性行为的情感流露方面：男生表现得较为外显和热烈；女性则较含蓄和深沉。在性行为的内心体验方面，男性更多的是新奇、喜悦；女性则常常是羞涩和不知所措。

13. 人类性行为具备以下基本特征

（1）自然性：性是一个自然的生理现象，性行为是源自身体自然的性冲动的积欲，而不是靠意志的或故意的或来自色情挑逗的行为。性欲是人的基本欲望，是属于人生活里很自然的一部分，要用自然的态度去面对性，树立自然的性爱观，只有这样才能获得相关的正确知识，才能去建立健康的性态度和性行为。

（2）隐秘性：性行为的隐秘性是由性行为的排他性引起的。

（3）排他性：指人们抗拒其他人对自己的性爱对象，予以任何亲近的心理倾向。

14. 健康性心理的评价标准

（1）认同并纳悦自己的生理性别：健康的人应该接受自身的生理性别即男性、女性，具有与自己生理性别相一致的性别意识，对自己是男是女的自我认定。

（2）为异性相吸（但血亲除外）并能与异性和谐相处：性爱对象的选择是衡量性心理正常与否的重要指标。具有健康性心理的人除了对人类相应年龄的异性（除了有血缘关系的亲属）外，不会对其他生物或物品有性的兴趣和发生性关系。

（3）伴随性器官和生理的成熟，有与年龄变化相一致的性欲和性反应，并能理智的实现和控制感情：性器官和生理的成熟是性行为发生的前提。

（4）能有社会责任感地承担自己的性行为带来的一切后果：性绝对不仅仅是自身性欲的满足和身体的愉悦，还必然涉及他人的利益和自我良知。成年人应该充分考虑性行为将带来的一切相关后果，并能有社会责任感地承担和处理这些问题。

（5）性生活符合男女双方自愿、平等、科学、卫生的原则：健康的性心理需要科学、文明、卫生的性爱方式来表达，是知情意的统一。

（6）性动机应当合情、合理、合法。

（7）健康的性心理和性行为是排他的。

15. 性生活质量的评价　性生活满意度作为一个主观评价的综合指标，不仅由双方的性互动模式所决定，而且与当事人的感情交流及日常的性亲昵密不可分。性满意度的影响因素：

（1）性生活频率：性生活需要因人而异，合适性生活频率有助于促进夫妻感情和幸福度。

（2）性感受交流：如果男女或夫妻之间在性方面产生问题，特别是性反应不配合或有什么令双方或一方不满意的事情，就要趁早提出来，双方想办法共同去解决或改善。

（3）性抚爱时间：爱抚是性生活中最为重要的环节，没有爱抚的前戏性生活往往不完美。

（4）性快感体验：夫妇通过性生活，一方或双方所取得的极度快乐。此种快乐情趣既可反映于局部，也常引发于全身。

（5）感情交流：感情交流对于一桩婚姻来说，就像呼吸对生命那样是必不可少的。

（6）日常的性亲昵。

16. 性生活的各种健康效能

（1）锻炼身体。

（2）消除紧张和焦虑，有助于睡眠。

（3）延缓衰老和延长寿命。

（4）有利于美容。

（5）使人的性格变得更欢乐可亲。

（6）可以减少某些疾病的发病率。

（三）本章小结

本章主要介绍了性心理发展的主要理论、性心理发展的各个阶段和影响性心理发展的主要因素，归纳了性别角色的发展和影响其社会化的因素，总结了男女性心理的差异和性心理健康的意义。

三、习题

（一）单选题

1. 科尔伯格从认知发展的角度研究道德的发展，并提出了道德推论发展的系统理论。其采用研究方法是

A. 开放式两难故事法　B. 封闭式两难故事法　C. 全部报告法
D. 局部报告法　E. 部分报告法

2. 埃里克・埃里克森提出性心理发展的模型，认为人出生到死亡共经历阶段是

A. 5阶段　B. 6阶段　C. 7阶段
D. 8阶段　E. 4阶段

3. 弗洛伊德提出的性心理发展阶段包括

A. 5阶段　B. 4阶段　C. 6阶段
D. 8阶段　E. 7阶段

4. 根据弗洛伊德提出的性心理发展阶段，男孩产生阉割焦虑，女孩产生阴茎嫉妒，出现的阶段是

A. 肛门期　B. 性器期　C. 潜伏期
D. 生殖器期　E. 口唇期

5. 根据埃里克森的性心理发展主要阶段，以满足自身生理上的需要，发展基本信任感，克服不信任感，体验现实的希望。此阶段是

A. 婴儿期　B. 儿童早期　C. 学前期
D. 学龄期　E. 青春期

6. 根据埃里克森的性心理发展主要阶段，主要任务是获得自主性，克服羞怯和疑虑，体

验意志的实现。此阶段是

A. 婴儿期　　B. 儿童早期　　C. 学前期

D. 学龄期　　E. 青春期

7. 根据埃里克森的性心理发展主要阶段，主要任务是建立同一感和防止同一感混乱，体验忠实的实现。此阶段是

A. 成年早期　　B. 青春期　　C. 学前期

D. 学龄期　　E. 成年中期

8. 根据埃里克森的性心理发展主要阶段，发展任务是获得勤奋而克服自卑感，体验着能力的实现。此阶段是

A. 成年早期　　B. 青春期　　C. 学前期

D. 学龄期　　E. 成年晚期

9. 人类性行为**不具备**的基本特征是

A. 自然性　　B. 隐秘性　　C. 排他性

D. 平等性　　E. 自由性

10. 男女性心理的差异的具体表现**不包括**

A. 性心理需求的差异　　B. 性情趣反应的差异　　C. 性意志的差异

D. 性行为的差异　　E. 性生理的差异

（二）多选题

1. 心理动力学的观点认为，许多单个的本能行为背后所推动的内驱力是

A. 生的本能　　B. 死的本能　　C. 生理需要

D. 心理需要　　E. 社会需要

2. 科尔伯格将道德发展划分的多个水平，并且每个水平又划分为两个阶段。多个水平包括

A. 前习俗水平　　B. 习俗水平　　C. 后习俗水平

D. 文化习俗水平　　E. 再习俗水平

3. 性心理发展的整合理论模型涉及人生不同阶段的生理和心理发展，并确定个体发展中的几股主要的“力量”包括

A. 性别角色　　B. 性别认同

C. 性反应与理解自身的性取向　　D. 建立亲密两人关系的能力

E. 性行为的倾向

4. 弗洛伊德的性心理主要发展阶段包括

A. 口唇期　　B. 肛门期　　C. 性器期

D. 潜伏期　　E. 生殖器期

5. 性别角色的类型包括

A. 单一化模型　　B. 双性化模型　　C. 同化模式

D. 图式　　E. 性别角色图式

6. 人类性行为具备的基本特征包括

A. 自然性　　B. 隐秘性　　C. 生物性

D. 排他性　　E. 亲密性

7. 影响性别角色社会化的因素包括

A. 生理因素　　B. 家庭因素　　C. 同伴群体

D. 学校因素　　E. 媒体因素

8. 性别的生物学基础体现在的方面是

A. 基因性别　　B. 性腺性别　　C. 体征性别

D. 脑性别　　E. 性别角色

（三）名词解释

1. 性心理发展

2. 生的本能

3. 死的本能

4. 性别角色

5. 性度

（四）简答题

1. 简述弗洛伊德的性心理主要发展阶段。

2. 简述埃里克森的性心理发展主要阶段。

3. 简述性心理发展的整合理论模型。

4. 简述性别角色社会化过程的影响因素。

5. 简述健康性心理的评价标准。

6. 性满意度的影响因素包括哪些?

（五）论述题

1. 论述性心理发展的主要理论及其主要发展阶段。

2. 论述男女性心理的差异。

3. 论述性别角色发展的相关理论。

四、参考答案

（一）单选题

1. 答案：A

试题分析：科尔伯格采用开放式两难故事法进行研究认知，提出了道德推论发展的系统理论。

2. 答案：D

试题分析：埃里克·埃里克森提出性心理发展的模型，把人出生到死亡分为婴儿期、儿童早期、学前期、学龄期、青春期、成年早期、成年中期、成年晚期等八个阶段。

3. 答案：A

试题分析：弗洛伊德提出的性心理发展包括口唇期、肛门期、性器期、潜伏期、生殖器期等五个阶段。

4. 答案：B

试题分析：性器期（3~6 岁）婴儿开始表现出对生殖器刺激的兴趣。通过玩弄生殖器而获得快感。男孩往往产生阉割焦虑，女孩往往产生阴茎嫉妒。

5. 答案：A

试题分析：婴儿期是从出生到 1 岁左右，主要任务是满足自身生理上的需要，发展基本信任感，克服不信任感，体验现实的希望。

6. 答案：B

试题分析：儿童早期约1~3岁之间，主要任务是获得自主性，克服羞怯和疑虑，体验意志的实现。

7. 答案：B

试题分析：青春期约12~20岁，主要任务是建立同一感和防止同一感混乱，体验忠实的实现。

8. 答案：D

试题分析：学龄期约6~11岁，发展任务是获得勤奋而克服自卑感，体验着能力的实现。

9. 答案：D

试题分析：人类性行为具备的基本特征有自然性、隐秘性、排他性。

10. 答案：C

试题分析：男女性心理的差异的具体表现在三个方面性心理需求的差异、性情趣反应的差异、性行为的差异。

（二）多选题

1. 答案：AB

试题分析：弗洛伊德假定一种与性本能有联系的潜在能量——力比多（libido）的存在，认为许多单个的本能行为（攻击、繁殖、防御）背后都是由生或性的本能和死的本能的内驱力所推动。

2. 答案：ABC

试题分析：科尔伯格采用开放式两难故事法进行研究认知，提出了道德推论发展的系统理论，将道德发展划分为前习俗水平、习俗水平和后习俗水平等三个水平。

3. 答案：BCD

试题分析：性心理发展的整合理论模型由研究者约翰·班克罗夫特（John Bancroft）提出，涉及人生不同阶段的生理和心理发展，认为个体发展存在的三股主要的"力量"。即性别认同、性反应与理解自身的性取向、建立亲密两人关系的能力。

4. 答案：ABCDE

试题分析：弗洛伊德提出的性心理主要发展包括口唇期、肛门期、性器期、潜伏期、生殖器期等五个阶段。

5. 答案：ABE

试题分析：性别角色类型有单一化模型、双性化模型和性别角色图式等。

6. 答案：ABD

试题分析：人类性行为具备基本特征包括：自然性、隐秘性和排他性。

7. 答案：ABCDE

试题分析：影响性别角色社会化的因素包括生理因素、家庭因素、同伴群体、学校因素和媒体因素。

8. 答案：ABCD

试题分析：性别的生物学基础体现在以下几个方面：基因性别；性腺性别；体征性别；脑性别。

（三）名词解释

1. 性心理发展：指随着发展个体逐渐对性的认知、性的感受、性行为和性取向等四个方面全面认识的复杂过程。

2. 生的本能：指的是个体追求生存和种族的延续，代表爱和建设的力量，包括饥、渴和性等本能，其目的是通过消除性兴奋状态给机体带来愉快，这种愉快不仅仅局限于生殖器官的快感。

3. 死的本能：指的是使有机体回归到一种无机状态，体现为恨和破坏的力量。死的本能可以指向自身，表现为自责、自虐和自杀等动机；也可以指向外部，表现为恨、破坏、攻击性等动机。

4. 性别角色：是指在一定的社会文化背景下，由于人们的性别不同而产生的符合一定社会期望的品质特征，男女两性应当具有的性格、价值观念和行为，包括男女两性所持的不同态度、人格特征以及其他文化习俗中认可的表现男子气和女子气的行为。

5. 性度：是指个体所具有的男性化和女性化特质的程度。在男性身上表现出来的典型特征称为男性性度，在女性身上表现出来的典型特征称为女性性度。

（四）简答题

1. 答案要点：弗洛伊德（Freud）认为个体发展的不同时期其动情区的不同，将个体出生之后到性成熟的性心理发展划分为五个阶段，也被称为发展的心理性欲阶段：①口唇期（0~1 岁）；②肛门期（1~3 岁）；③性器期（3~6 岁）；④潜伏期（6~11 岁）；⑤生殖器期（11 岁或 13 岁开始）。

2. 答案要点：埃里克森在弗洛伊德（Freud）的五阶段心理性欲发展的基础上提出人生发展的八个阶段以及每个阶段的发展任务。

（1）婴儿期：发展基本信任感，克服不信任感，体验现实的希望。

（2）儿童早期：获得自主性，克服羞怯和疑虑，体验意志的实现。

（3）学前期：获得主动感，克服内疚感，体验目的的实现。

（4）学龄期：获得勤奋而克服自卑感，体验着能力的实现。

（5）青春期：建立同一感和防止同一感混乱，体验忠实的实现。

（6）成年早期：获得亲密感避免孤独感。

（7）成年中期：获得繁殖感避免停滞感。

（8）成年晚期（老年期）：心理社会危机是完整对绝望。

3. 答案要点：性心理发展的整合理论模型由研究者约翰·班克罗夫特提出，涉及人生不同阶段的生理和心理发展，认为个体发展存在的三股主要的“力量”。

（1）性别认同（gender identity）。

（2）性反应与理解自身的性取向。

（3）建立亲密两人关系的能力简述性心理发展的整合理论模型。

4. 答案要点：影响个体性别角色社会化过程的主要因素包括：

（1）生理因素：在某种程度上，男女两性不同的染色体遗传特性、脑的两半球偏侧性功能专门化发展的差异和性激素都与性别角色的发展相关。

（2）家庭因素：家庭教育中通过性别期待与认同、模仿的机制实现对性别角色社会化的影响。

（3）学校因素：学校教育强化了男女两性的角色差异，教学的主体教师和教材都传递着有关性别差异的信息。

（4）同伴群体：渴望与同性伙伴交往，并获得认同的心理需求，性别也成为划分伙伴群体的重要标志。

（5）媒体因素：大众传播媒介已成为青少年性别社会化的重要手段。个体会以大众传媒的人物为模仿对象，并将社会对性别角色定型的看法内化到自己的认知系统中，进而形成自己的性别角色观念和行为。

5. 答案要点：健康性心理的评价标准有：

（1）认同并纳悦自己的生理性别。

（2）为异性相吸（但血亲除外）并能与异性和谐相处。

（3）伴随性器官和生理的成熟，有与年龄变化相一致的性欲和性反应，并能理智的实现和控制感情。

（4）能有社会责任感地承担自己的性行为带来的一切后果。

（5）性生活符合男女双方自愿、平等、科学、卫生的原则。

（6）性动机应当合情、合理、合法。

（7）健康的性心理和性行为是排他的。

6. 答案要点：性生活满意度作为一个主观评价的综合指标，不仅由双方的性互动模式所决定，而且与当事人的感情交流及日常的性亲昵密不可分。性满意度的影响因素：①性生活频率。②性感受交流。③性抚爱时间。④性快感体验。⑤感情交流。⑥日常的性亲昵。

（五）论述题

1. 答案要点：性心理发展是指随着发展个体逐渐对性的认知、性的感受、性行为和性取向等四个方面全面认识的复杂过程。

（1）心理动力理论：是心理的动力学机制，由弗洛伊德提出，认为人类的心理和行为的背后是受追求快乐、降低张力和焦虑的驱动力推动的。驱动力是由躯体内部的生理和心理的能量派生出来的，这种能量来源于本能。即生的本能和死的本能。

弗洛伊德（Freud）认为个体发展的不同时期其动情区的不同，将个体出生之后到性成熟的性心理发展划分为五个阶段，也被称为发展的心理性欲阶段。

1）口唇期（0~1岁）：力比多集中于口唇、口腔活动，嘴和口腔黏膜构成了满足欲望及进行交流的最重要的身体部位。

2）肛门期（1~3岁）：肛门区是这一时期最重要的动情区，力比多下移贯注于肛门、直肠区的活动。同时肛门和膀胱括约肌的使用也是对权力和意愿的一种躯体表达方式。

3）性器期（3~6岁）：婴儿开始表现出对生殖器刺激的兴趣。他们通过玩弄生殖器而获得快感。相对于青春期的性冲动，称此时躯体的性冲动为“婴儿的性”。男孩往往产生阉割焦虑，女孩往往产生阴茎嫉妒。

4）潜伏期（6~11岁）：儿童性心理比较平静，孩子对父母和家人的兴趣减弱，对动物、运动、自然界和学校的学习、同伴的交往好奇心陡增。

5）生殖器期（11岁或13岁开始）：由于躯体和内分泌系统的迅猛发展，第二性征日益明显，青少年的性心理也迅猛发展，逐渐躯体和性发育基本成熟，与原始家庭客体产生心理社会性分离，建立家庭外的亲密客体关系。

（2）发展理论：埃里克·埃里克森提出心理发展的模型，认为人出生到死亡共经历八个阶段。该理论强调自我、社会和历史的影响。在人生发展的八个阶段中的每一个阶段，都必须解决该阶段发展中的危机。每个阶段的危机可以使个体向积极健康适应的方向发展，也可以是使个体向消极，不适应和低自尊的方向发展。他提出人生发展的八个阶段以及每个阶段的相应的发展任务。

1)婴儿期：发展基本信任感，克服不信任感，体验现实的希望。

2)儿童早期：获得自主性，克服羞怯和疑虑，体验意志的实现。

3)学前期：获得主动感，克服内疚感，体验目的的实现。

4)学龄期：获得勤奋而克服自卑感，体验着能力的实现。

5)青春期：建立同一感和防止同一感混乱，体验忠实的实现。

6)成年早期：获得亲密感避免孤独感。

7)成年中期：获得繁殖感避免停滞感。

8)成年晚期(老年期)：心理社会危机是完整对绝望。

2. 答案要点：男女性心理的差异主要表现如下：

(1)性心理需求的差异：女性需要被人关心，被人呵护，在男性面前常常将自己视为温顺的依人小鸟。男人遇到困难和挫折时倾向于隐瞒或淡化该事件的严重程度，他们潜意识里想要证明自己面对困难的勇气。

(2)性情趣反应的差异

1)感官上的差异：男人对色情刺激的感受较女人敏感和广泛，但女人对听觉和精神刺激的反应特别敏感。

2)观念上的差异：男人易受性欲的驱使而想发生性行为，女人易受情感的左右来决定是否有性的需要。

3)反应上的差异：男性对于性刺激的反应，常较女性快，能够引起反应的刺激种类，常较女性多。

4)意念上的差异：在性欲冲动被刺激而达到性兴奋的时候，男性的性意念非常专一，不易遭受外界无关刺激的干扰而致分心；女人的性意念则比较分散，往往有些无关的外界刺激。

(3)性行为的差异

1)在主动要求和发起性行为方面：在性生活过程中，多数是男性积极主动，情绪热烈；而女性则相对消极被动。

2)在性活动的支配与控制方面：几乎总是男性在发挥主宰的或者主导的作用；而女性则通常扮演被主宰的或者被引导的角色。

3)在享受性生活方面：绝大多数情况下，男性所获得的享受要远远多于女性。在传统社会里，或者在传统型的女性当中，女性获得性高潮的比例和概率都远远低于男性。

4)在承担性生活所带来的结果方面：男性的生理和心理付出要比女性少得多。在性行为方式的变换方面，男性总是比女性更积极，更需求。

5)在性心理现象表达方面：男性有性幻想、性梦现象和自慰行为的人数比例大大高于女性。男性接受视觉刺激的能力要比女性强，而女性接受触觉刺激的能力则比男性强。

6)在性行为中的心理反应和情感需求方面：男性更倾向于重视以生理反应为基础的直接快乐；而女性则常常倾向于强调以情绪反应为基础的心理愉悦。

7)对于婚前性行为的态度方面：女生较男生更看重“贞洁观”，更慎重对待婚前性行为。

8）在性行为的情感流露方面：男生表现得较为外显和热烈；女性则较含蓄和深沉。

3. 答案要点：性别角色发展的相关理论主要有精神分析、社会学习、认知发展和性别图式等理论派别。

（1）精神分析理论认为性欲（性本能）是与生俱来的。个体的性别认同和对某种性别角色的偏好是从性器期开始的，在这一时期，个体开始模仿并认同他们与父母的性别，着重亲子关系的角色认同。

（2）社会学习理论认为儿童通过两种途径获得性别认同和形成性别偏好：第一，性别角色的直接教导（或分化强化），儿童的那些与其性别特征相一致的行为得到鼓励和奖赏，与其性别不一致的行为则受到惩罚和阻止；第二，通过观察学习，儿童获得同性榜样的行为和态度。该理论认为性别是社会建构的，而不是生物遗传的。性别差异源于社会实践和风俗习惯的不同，而不是个体固有的属性的差异。

（3）柯尔伯格认为，儿童是自我社会化者，必须在建立性别认同、获得对性别稳定的理解之后才能实现对性别恒定性的理解。性别恒常性由三种对性别理解的不同成熟度组成，即性别同一性、性别稳定性和性别一致性。

（4）性别图式理论糅合了社会学习和认知发展理论的观点，主要研究个体对自己是男性化还是女性化的定义，不要求获得性别恒常性，仅要求掌握性别认同。

（马长征）

第四章　性观念与性态度

一、学习指导大纲

1. **掌握**　性观念、性态度的概念与内容；性道德的基本特征；现代性道德体系的构成。

2. **熟悉**　合作互补价值关系；基本形态性情感，性情感层次。

3. **了解**　性观念和性态度的作用和历史演变；如何建立正确的性观念和性态度。

二、教材精要

（一）内容简介

本章首先介绍了性观念和性态度的概念，继而从总体上介绍了性观念和性态度的作用和历史演变；随后阐述了性道德的基本特征、现代性道德体系的构成以及如何遵守性道德。此外，还简单介绍了性态度的三因素。最后，以性骚扰和网络性行为为例阐述了性观念和性态度的相关现象。

（二）内容精要

1. 性观念和性态度的概念　人类的性文化反映的是历史发展过程中，人类在针对性和与性有关的物质和精神力量所达到的程度和方式。一般来说，性文化可分为物质方面、制度方面和精神方面三类。物质方面可包括人类为了释放不断产生和蓄积的性能量所必须具备的条件、器官和能力；制度方面可包括人类为了使性能量的释放与生态、社会秩序相适应而规定的有关性的禁忌、法律、制度等；精神方面可包括性的心理、体验、观念、道德、宗教、艺术、哲学等。性观念与性态度正是属于后两者，即属于制度与精神的范畴。简而言之，性观念与性态度就是社会和个体对性行为的看法和基本态度。

（1）性观念（sexual concept）：目前中外学者对性观念有的三种不同看法。

1）性观念是一种心理观念，是一种经过社会文化锻造的心理观念。

2）性观念的核心问题是对性的道德评价，因此性观念主要是道德观念。

3）性观念的内涵要做综合性理解，性观念包括对性的总体认识和看法，即对性生理、性心理、性行为、性道德和性文化等的总体认识和看法。具体包括择偶观、恋爱观、婚姻观、性别角色、性与爱的关系等。

（2）性态度（sexual attitudes）：性态度是人的一种稳定的心理状态，它由三种因素构成：性认知、性情感和性行为倾向。在这三种因素中，性认知是最重要的，起主导作用，是性行为的基础，对性情感和性行为倾向有影响和制约作用。这三种因素彼此交错，形成稳定的、持久的系统。

性态度强调的是一个人在自己的性行为中所表现出来的心理感受和初级认识，而性观念则强调当事人对于性的社会文化现象和道德理念的概括性、结论性的认识。

2. **指导孩子建立正确的性观念和性态度**　美国的心理学家罗伯特（Robert）的研究显示，孩子的性好奇大概始于出生后不久。他认为，在从事性教育的同时，应先具有正确的性态度。正确的性态度包括以下原则：

（1）坦诚相对：不要以异样的眼光看待孩子的性疑惑，应该视它为孩子成长的必经历程，坦诚相对，并与他一起深入其中。

（2）接纳孩子的性好奇：对孩子提出来的问题务必予以接纳，并听听他心中的感受。

（3）以身作则：不要一谈及性事，就露出一脸的尴尬、害羞与不高兴，更不要出现诸如"孩子有耳无嘴"的鸵鸟式想法。

3. **性观念和性态度的作用和历史演变**　性爱是人类两大生产方式之一，没有性爱便没有人类的自身再生产，没有性也就没有人类历史，就不会继往开来。人类在原始时期对性与生殖的崇拜是普遍存在的。

（1）中国性学的发展源远流长，从追溯远古年代，到近代性学生态的现状分析，"天人合一"是贯穿中国整个古代性学发展思想体系的理论基础和精神核心。

（2）性观念和性态度并没有全世界广泛一致的标准。性人类学家和性社会学家对不同文化中性行为的方式进行比较观察，发现人类对性行为的态度和做法是随文化和时代的不同而有着巨大差别。

4. **中国人的性行为和性态度调查**　2012 年全球性福指数调查结果在北京发布，与 2006 年调查对比显示，中国人的性行为和性态度在过去的五年内发生了重大变化。

（1）中国人的性态度呈越来越开放的趋势。

（2）女性在失去童贞时对爱情的看重程度似乎降低；中国的整个社会和媒体对同性恋的态度变得更加开放和包容。

（3）在性生活中，情感方面易被忽视。

（4）单身生活变得越来越普遍。

（5）中国人首次性行为的平均年龄正在提前，这就意味着年青一代需要更早地接受性教育。

（6）对比全球其他国家，中国的性生活频率高于全球平均值，但性生活满意度同比有所下降。

5. **性道德（sexual morality）**　是指人类生活中特有的，调整两性关系及性生活中行为的准则、规范的总和。

（1）基本特征

1）性道德是一种特殊的规范，其特殊性在于它可以制约两性关系。

2）性道德具有相对稳定性。

3）性道德具有社会属性。

（2）基本原则

1）自愿原则。

2）婚姻缔约原则。

3）禁忌原则。

6. 遵守性道德不能仅靠法律手段，还需要树立正确的爱情观、贞操观、生育观、伦理观，开展传统美德教育，从而创建良好的性道德环境。

（1）爱情观：爱情是指两个人之间基于共同的生活理想，在各自内心形成的相互倾慕，并渴望对方成为自己终身伴侣的一种强烈的、纯真的、专一的感情。爱情观是人生观的一部分，是指人们对恋爱、婚姻问题的根本观点和态度。健康的爱情观应该是以自由恋爱为基础，以共同理想和奋斗目标为前提，自觉承担社会责任、遵守道德义务。具体特征如下：

1）志同道合：志同道合是指恋爱双方有共同的志向、兴趣、理想、信念，双方拥有共同的"三观"，但绝不是选择和衡量爱情的核心尺度。

2）自由恋爱。

3）互助互爱：互相帮助，互相关爱是人与人之间交往的基本道德要求，只有互助互爱才可能在恋爱双方的交往中不断注入新的活力。

4）忠贞专一：恋爱双方一旦确定了恋爱关系，都希望经得起时间、空间和各种条件变化的考验。

5）恋爱行为端庄文明：爱情是一种两人之间的行为，同时恋爱双方生活在社会群体之中，符合当地社会文化习俗同样重要。

（2）贞操观：贞操的本质是性方面的权利和义务的统一，每个人拥有保持其性纯洁品行的权利（任何人不经对方允许，其身体不可侵犯），同时也是一种性义务（在社会允许的范围保持自身性纯洁），也就是说贞操观的具体内容受到不同社会文化背景条件的影响。我国的贞操观大致经历了男权社会贞操观、"五四"时期贞操观和当今社会贞操观三个发展阶段。随着女性经济地位的提升，各种避孕方法的普及，以及西方"性自由、性解放"思潮的冲击，当前社会的贞操观主要有以下三种类型：

1）爱情主义贞操观：指性行为以爱情为目的。这是当前社会占主流的一种贞操观。

2）功利主义贞操观：指性行为以利益为目的。常见形式有两种，一是考虑"门当户对"，出于家族利益或者政治目的的传统贞操观的残余表现，父母在子女婚恋问题上起决定性作用；二是女性贞操商业化，表现为买卖婚姻、"二奶""卖淫""处女膜修补术"等社会现象。

3）快乐主义贞操观：指性行为以快乐为目的。目前社会上快乐主义贞操观主要表现为纯粹追求生理上的快乐，比如"闪婚""一夜情"等现象。

因此，当前社会提倡的健康贞操观应该是：以爱的情感交流和婚姻关系的巩固为目的的性行为，换言之，当前社会的合理的贞操观是对恋爱双方共同的要求，性行为应以爱情为基础。

（3）生育观：生育观是指在一定社会经济条件下人们对生育行为以及生育与家庭、社会之间关系的基本态度和价值取向。生育观，一方面是经济基础的反映，另一方面又表明了人类自身生产，是社会生产的一部分，与社会生产力息息相关，不同的生产力水平，表现出不同的生育观。从原始社会"神性孕育"的生育观到当代"男女平等、少生优生"的新型生育观，中华民族生育观经历了一系列历史演变。

（4）性环境道德：性环境道德是指对影响和制约人类性行为的各种环境的道德评价和道德要求。性环境污染严重破坏了两性关系的合理秩序和性道德的纯洁性，也威胁着人类生存的健康环境和社会的安定团结，特别是严重影响青少年的健康成长。因此，提出性环境道德概念必不可少。性环境道德主要表现以下三个方面：

1）家庭性环境道德：家长的性道德观念对子女有着潜移默化的影响。良好的家庭生活环境和夫妻间的和谐关系，对子女健康的性道德形成具有重要的意义。

2）社会性环境道德：社会性环境主要是社会治安、社会舆论和社会教育环境。性道德教育需要社会舆论和社会教育的支持，并以法律的强制力量为依托，以正确的道德评价和教育为社会舆论导向，才能净化社会风气。

3）文化性环境道德：新闻、文化工作者要树立良好的性道德观念，具有高度的社会责任感，要禁止出版色情淫秽出版物，严厉打击色情淫秽出版物的作者、出版者、贩卖者。

（5）审美观

1）关于性审美的观点：感觉是客观事物在人脑中的主观映象，是人的一切认识活动的基础，而审美和其他形式的认识活动一样，也必须以对审美对象的感觉为基础，只有通过感觉，审美主体把握了审美对象的各种感性状貌，才有可能产生美感，所以快感是审美的基础。

在审美过程中，当审美对象以声、色、形、质、味、嗅等对审美主体的感官产生刺激时，审美主体便会产生一种生理上的快适感受。性审美活动涉及的基本心理因素即是感知、想象、情感、理解，指审美对象刺激人的感官而引起的各种感觉及与之而来的知觉的综合活动。感知是审美活动的先导。

美感则是一种高级神经系统具有一定社会内容的心理过程，是人类所特有的情感活动，是审美过程中产生的一种心理上的愉悦，具有丰富的社会的、文化的内涵。

人类感官感觉客观世界的形式和途径是不同的，嗅、味、触觉感受的对象范围较小，必须与被感知的客观对象直接接触才起作用，往往容易引起直接的生理反应，如食欲、性欲等，因此有人称之为低级感官。而视、听感官感受的对象范围广泛，感受客观对象时和对象之间具有一定的空间距离，往往会引起联想、促进理解、引发情感等精神性反应而上升为美感，因此有人称之为高级感官。尽管人的嗅、味、触、视、听在受到审美对象的刺激时都会产生快感，但严格说来，主要是视、听两种器官发展成为审美的官能。

2）性生活中的审美：性生活不仅是性交，也不仅仅是性器官的刺激。人体美在很大程度上是一种性感美。在性交过程中，性器官因受到刺激而产生的愉快在很大程度上是因为性对象的人体美、性感美而决定的。

从性生活的前期来看，性对象人体美、性器官特征所产生的刺激恰恰是通过视觉来达到的。

从性生活的中期来看，性对象的引诱、挑逗、刺激、触摸等都会受到温柔美、弹性美的影响。同时，当性器官受到刺激的时候，实际上是人处在整体精神敏感紧张的状态，处在人周身的神经都高度活跃的状态，所以这不仅仅是性器官的刺激问题，而且是包括了人体所有的感官部位在内的广泛的、多层的、反复的感觉状态。

从性生活的后期来看，高潮结束之后，心理感受并没有马上结束，而是一种回味和联想。在这个阶段，个体心理感受也是不同的。这些心理感受在很大程度上都是由于美的接受程度、审美观所决定的。

3）性生活中的美学细节：性生活准备工作是多方面的，心理审美上的准备也是其中之一。在性生活中的美学细节包括性交前的美学、内衣的艺术、身体与性器官、衣着和风度以及性爱环境中的美学。

4）"以瘦为美"的畸形审美观：不健康的青春期爱美观念正严重误导着少女，并将少女原本娇嫩的女性特征直接带入衰老的阶段，甚至无法挽回。

如果过度减肥节食，体重急剧减轻，会使中枢内分泌功能受损，导致雌激素不再分泌，最终出现闭经、第二性征退化等症状。青春期是女性特有内分泌系统起步的阶段，内生殖器非常稚嫩，一旦受到打击将无法恢复，许多女性也许因为过度减肥而就此丧失生育功能。

此外，中国社会的审美观念已经受到商业的极大影响，甚至部分人的审美观念被集体扭曲。专家们希望，成人世界能够给予少女们正确的引导，更好地与女孩和年轻人有效沟通，更希望临床医学界提供的科学信息能被更多人知晓，从而给予女孩们更好的美学照顾和符合科学原则的帮助。

（6）伦理观：性伦理学是研究性道德现象及其本质和规律的学科，它既是性学的一个分支学科，又是伦理学的分支学科。它研究各种性社会关系，概括总结一定社会的性道德原则和规范，用以指导人们的性意识和性活动。性伦理学作为人文科学之一，是人类关于性道德实践的经验积淀和智慧的结晶。

1）现代性伦理观的发展与演变：性伦理观是性伦理学的组成部分，作为人类对自身性关系、性道德现象的理性思考，源于古代奴隶社会。古希腊许多思想家在自己的思想库中都有对性道德的思考与论述。如著名思想家苏格拉底（Socrates）及其弟子柏拉图（Plato）。古希腊时代关于性关系、性道德的理论思考为西方性伦理学的产生提供了丰富的思想资料来源，成为西方性伦理学的发端。

中世纪的欧洲占统治地位的社会意识形态是基督教伦理观。基督教伦理观有两大支柱：即“上帝中心论”和“禁欲论”。基督教性伦理观可以看作以“上帝中心论”为内核的一种禁欲主义性伦理观。

资产阶级在反封建斗争中，以自己的人性论为性伦理观。西方现代性伦理学建立在人性论的性伦理观基础之上，它错误地把人的自然属性当做人的本质属性，把人的性要求、性关系看作纯自然的、不受社会约束的生物性要求和关系。因此，这种性伦理学一开始就含有纵欲和蔑视社会规范的倾向，包含着许多难以解决的道德伦理问题和缺陷。

西方现代性伦理学是以“性革命”的理论形式来表达的。从西方“性革命”的理论内容和实践效果看，“性革命”实际走上了二元化的道路。但是，他们的理论有一个共同的弱点，那就是没有摆脱人性论的束缚，过分夸大了属于人的自然属性的性欲成分，忽视了性的社会性特质。

中国封建社会的性伦理观是小农经济和男性家长制的产物，它包含两个基本理论内容：其一是宣扬性神秘、性禁锢；其二是宣扬“夫为妻纲”、男尊女卑。

中国现代性伦理观在20世纪50年代逐渐形成，并在80年代得到进一步修缮。它以西方现代性伦理学为理论基础，试图对人类历史上一切有价值的性伦理成果采取分析、批评和继承的态度，以其特有的社会主义属性和精神内质，积极的社会作用，将其从本质上与历史上一切传统或现代的性伦理学区分开来。它的宗旨是以社会主义科学的形态再现人类性道德，以理论思维的方式揭示性道德现象及其规律，并提炼概括出性道德原则和规范，用以指导恋爱、婚姻生活，引导人们的性意识、性行为健康发展。

2）现代性道德体系的构成：性伦理学是以性道德为研究客体的学科。性道德体系具有复杂的内部结构，是一个由性道德意识、性道德规范、性道德活动构成的有机复合体。性伦理学的研究工作就是以这三种现象的不同特质和内涵为基础展开的。

①性道德意识指人们对一定社会性道德关系的心理感受和理性认识，是人们在长期的性道德实践和研究探索中所形成的具有善恶价值取向的心理过程和理论体系，是性伦理学研究的首要领域。

②性道德规范是指导人们性意识并评价人们性行为的善恶标准和具体尺度。它一方面

是人们在长期的性道德社会实践中积淀而成的、公认的习俗、惯例和传统，另一方面是一定社会的思想家与统治阶级根据自己的利益概括提炼出的调整两性关系的指导原则和行为准则。它包括性道德基本原则、性道德普遍原则、性道德规则三个层次的内容。

性道德基本原则是一定社会和阶层的性道德对人们性意识、性行为的最基本要求，是处理两性关系的根本指导性准则。它是从一定社会客观存在的、最基本的两性利益关系中引申出来的，集中反映了某种性道德体系的社会属性和文化属性，是该种性道德体系的核心。

③性道德活动是指人们根据一定的性道德观念、性道德原则和规范所进行的各种具有善恶意义的实践活动。它包括性道德教育活动、性道德评价活动、性道德修养活动等内容。青少年儿童的性道德教育，对同居、独身、同性恋、第三者现象等的性道德评价，重婚、卖淫嫖娼、乱伦、强奸、性骚扰等性罪错问题都是这一部分研究的内容。

综观人类社会，性道德体系有多种类型，性道德基本原则只有两种：一种是以男女平等为本质特征的性道德基本原则；一种是以男女不平等为本质特征的性道德基本原则。

性道德普遍原则是指人类在两性关系长期发展的历史过程中所形成的调整两性关系的一般性、普遍性、具有相对概括性的指导准则。它是低于性道德基本原则的又一等次原则。性道德普遍原则主要包括：婚姻性爱原则、私事原则、生育原则、无伤原则等等。这些原则是对性道德普遍规律的反映，是人类关于性道德认识的共同文明成果。

性道德规则是调整两性关系，判断人们性意识、性行为是非善恶的具体规则和尺度。它受制于性道德基本原则和普遍原则，是性道德原则的补充和展开。性道德规则所要研究的包括：择偶和恋爱中的性道德、婚姻家庭关系中的性道德、婚外性关系与性道德、青少年儿童的性道德等。

3）性道德普遍原则

①婚姻性爱原则：性爱是夫妻生活中最基本的生理需求，也是夫妻生活的润滑剂。和谐的性生活有利于促进夫妻感情。婚姻性爱原则是婚姻内的，以互相倾慕、互相依恋为基础的两性关系的道德标准。婚姻性爱原则的主要内涵是：婚姻是两性关系的合法前提；现代性爱是一对男女之间具有对等性、专一性、排他性和强烈持久性的爱情关系和性关系；现代性爱是权利与义务相统一的双向过程，男女双方既有从对方享受性爱的权利，又有对对方履行性爱的义务。

②私事原则：性关系的私人性和隐私性准则是现代性伦理学的产物。私事原则主要包括两性关系的自由准则、非公开性准则和自律性准则。

③生育原则：这是评价人们对待生育的思想、行为和态度的道德标准，即生育道德原则。生育道德原则是一定社会道德在人口生育中的具体表现。中国的生育道德原则主要包括以下具体内涵：婚内有计划地生育；提倡少生优育；生男生女都一样。

④无伤原则：这是在处理两性关系中，尊重对方，爱护对方，不伤害对方的道德原则。无伤原则有广义与狭义之分。

广义的无伤原则是指在两性的日常生活和交往中，对对方的政治信仰、思想感情、人格尊严、工作学习、兴趣爱好、经济收支等各方面的尊重和不伤害。

狭义的无伤原则是特指性生活中的互相尊重和不伤害。这种无伤害体现在两个方面：对身体器官无伤害，即性交行为应该给对方带来生理上的满足，不能损害对方的身体健康；对精神无伤害，即性生活必须出于双方自愿，给双方带来精神和感情上的愉悦，不能给对方带来精神和感情上的伤害。

无伤原则还指两人之间的性行为不会伤害其他人的幸福，不会伤害后代的健康，不会伤害社会的安定发展。另外也要讲究性卫生，使性交行为不会损害自己或对方的身心健康。

7. 性文化 人类的性行为本身就是生理因素与文化因素相互作用的结果，但是从生理层面而言，人类与动物没有太大区别。文化是指人类对周围事物的认识与改造，是否具有文化是人类与动物的区别之一。性文化是指人类对性的认识、态度（性是自然、高尚、快乐还是淫秽下流）以及对性的改造（何种性交方法更快乐，有益于养生、优生、优育）。性是人类生活的重要方面，但是，人类以往对性文化的认识充满了曲解与愚昧。

（1）中国性文化：作为一个儒家"三纲""五常"思想统领整个文化体系的国家，儒家文化长期作为中国社会的一种道德观念，中国的性文化只是儒家文化这种观念主体的一个分支。

1）双重标准贞节观念：在私有制的男权社会里，妻子逐渐成为丈夫的一种特殊财产，不仅仅是一夫多妻，更衍生出双重标准的贞节观念。男子可以娶多个妻妾，而女子却要求在婚内坚守"一女不事二夫"的观念，如果丈夫死去，不得改嫁、守节终生甚至以死殉夫。

双重标准的贞节观念导致的另外一个性文化现象就是性产业的出现。

2）"三寸金莲"现象："三寸金莲"变成女性美、情欲、性感乃至命运的象征。本质而言，"三寸金莲"是男尊女卑的世俗观念（未嫁从父、既嫁从夫、夫死从子）和男权社会控制妇女的观念在女性身上的具体表现。

3）太监文化：在中国性文化史上，太监文化从发生发展到消失，呈现出罕见的完整性。"制造"太监手段的残酷性，让人无法回避这一话题。太监是统治阶级为了对女性实行性压迫和性禁锢从而摧残部分男性的手段，但效果适得其反，几乎历代皇宫中都传出淫乱丑闻，有些妃妾想方设法把情人藏在后宫。

4）与性有关的文物和文艺作品：性作为一种客观存在，不会因为禁锢而消失，不管古人如何受性文化的压迫和禁锢，性的快乐功能总是存在着，并通过各种方式表达着。从出土发现的众多文物、诗词、书籍中我们不难发现古人对性真谛、性享受、性与养生的兴趣与热情从未减少，只是通过"含而不露""盖而不彰"的形式表现出来。一些性文化的艺术作品自然丰富多彩，比如历代名画家笔下的春宫图，李白的《长相思》、白居易的《长恨歌》，尤其是白居易弟弟白行简的《天地阴阳交欢大乐赋》，明清广为流传的《金瓶梅》《肉蒲团》等情色文学作品。

（2）国外性文化：古希腊和古罗马有很多神话故事一直流传至今，在这些传说中充满了神与神、神与人之间争夺爱情与性的故事，尤其是"众神之神"宙斯，和数不清的女神和女子有性关系，有人认为，这些故事就是当时人们的性生活写照。比如古罗马卡拉卡拉大浴场和疯狂的罗马花节。

欧洲中世纪，基督教传入罗马，教会组织成为社会统治主要力量。基督教"性即罪"的禁欲主义认为人类始祖亚当、夏娃偷吃禁果，犯了"原罪"，要想赎罪，必须世世代代针锋相对的克制"原罪"，杜绝任何性欲和性行为，但是人类只有通过罪恶的性交才能繁衍后代，所以追求没有一丝一毫性快乐的性行为成为唯一可行的赎罪。因此逐渐形成了不可变通的严格禁欲的性文化，对"性"的禁止达到荒唐的地步。

一个民族的性文化是禁锢还是开放，有不同的衡量标准，以上分析只是我们以现代人的眼光对特定时期现象的一种认知。不管怎样，性文化的形成受到当时特定的民族性、历史性以及当时统治阶级所倡导的文化的影响。

8. **性态度** 性态度是个体对性行为所持有的一种基本心理倾向，包含了性认知、性情感和性行为倾向三种因素。一个人的性态度体现着他(她)在性方面的基本价值取向和道德判断，性态度往往直接制约着当事人如何具体面对和具体处理自己在性方面的各种事务与所遇到的情况。因此，性态度是一个人的具体的性关系、性行为和性表现的心理基础。

(1)性认知：在性态度的三种因素中，性认知成分是最重要的，因为人的性行为是以性认知为前导的。性认知不仅包含性知识的内容，而且还包括性规范，如与性有关的法律和性道德的知识，这是人形成正确性态度的重要前提。大量研究证明，仅仅注重性生理、性心理的性认知是不够的，只有加入性道德、性法律的性认知教育，青少年的性教育才是完整的，对于减少青少年过早不安全行为，预防性病、艾滋病在青少年中蔓延有重要意义。而我国目前性教育处于初级阶段，作为性教育中重要部分的性认知教育没有得到应有的重视。

(2)性情感：性是生物繁衍的基础，在人的所有需要中，除饮食需要以外，最强烈的就是性需要，性情感是对性需要的一种主观反映。性情感是指人对性活动，尤其是性活动中性生理反应的主观情绪体验。性情感可以左右性态度是否坚定和持久。

性情感是人对两性合作互补价值关系的主观反映，客观目的在于建立、维持和发展两性之间的生殖合作、生产合作和消费合作这三种合作互补价值关系。

1)合作互补价值关系：合作互补价值关系主要有三种：生殖合作关系、生产合作关系和消费合作关系。

2)基本形态性情感：随着进化发展，雌雄两性之间分工合作逐渐从低级到高级，从简单到复杂，由此产生的性情感同样发展，与一般情感进化过程类似，既有循序渐进的量变，也有阶段性发展的质变，大致经历五个基本阶段，具体表现为五种基本形态的性情感。

①单因素性情感(性趋性情感)：雌雄两性之间仅在发情期，通过生物机体的体温、气味、色彩、形状等单一物理特性或化学特性吸引异性，产生对异性交配欲的一种性欲性情感。在这一阶段，雄性只提供精子，雌性接受精子并与体内卵子结合，雄性通常不会与雌性共同承担哺育后代的责任。

②多因素性情感(性刚性情感)：雌雄合作进一步扩展，雄性除了发情期完成交配，还在其他时间部分担负筑巢、觅食、看护等哺育子女的职责，两性之间通过多种物理或化学特性如体态、手势、跳舞、叫声等互相吸引，识别对方，产生对异性的相伴欲，这种相伴欲就是性刚性情感。

③可变性情感(性弹性情感)：为了使自己及后代的生存、发展得到配偶有力的支持，这时的性情感表现出更多的可变性和灵活性，故称之为性弹性情感。

④多形式性情感(性知性情感)：从猿的爬行到人的直立行走，是性知性情感产生的客观标志。两性之间通过高等动物的某些生理特征、行为特征和思维特征吸引异性，引发出对异性爱恋感的性知性情感。

⑤多层次性情感(性理性情感)：语言的出现是性理性情感产生的客观标志。通过语言，人们可以通过"谈恋爱"的形式表达自己对异性的需求，同时表现自身的优势。这种通过人的生理、行为、思维特征对异性产生的融合感就是性理性情感。

3)性情感层次：性情感的主观反映形式表现为四个层次。

①性欲求(性欲)：以异性之间肉体接触或其他器官接触为形式，以完成性行为为主要目的的性情感就是性欲求。这是一种主要受生理因素影响的，最基本的性情感，其他层次的性情感必须建立在性欲求的基础上，是两性交往中最原始、最强大的动力。

②性美感(性感):对异性生殖能力外在表现产生的性情感称为性美感,性美感主要受心理因素影响,对性欲有强大的诱导和控制作用。

③性恋爱(性爱):当两个人在生殖能力、劳动能力、消费能力上的互补性大,彼此之间产生的性吸引力就强,相互之间产生一种强烈的爱恋,这种性情感称为性爱恋。

④性爱情(爱情):以建立婚姻、家庭为主要目的的性情感称为性爱情。这种高级性情感建立在一定的性欲、性感、性爱基础上,通过双向选择,组建家庭。像爱情这种高层次性情感通常建立在低层次性情感之上,如果爱情没有低层次性爱、性感、性欲做基础,爱情不容易持久、稳定和深刻;同样如果性感和性欲没有爱情做主导,容易表现出低级、盲目、肤浅的特征。

(3)性行为倾向:性行为倾向是人对性行为的期待、要求和意向,它不是性行为本身,但具有较强的情境性特点,易受环境等因素的干扰,也受个体心境的制约。在性行为倾向中性意志很重要。

性意志是指男女自我意识调节性行为的能力。性意志强的人善于控制自己的性行为,把它约束在正常的、合法的范围内;相反,性意志薄弱的人,不善于控制性冲动,有时甚至触犯性道德和法律。

9. 性观念和性态度相关现象

(1)性骚扰:不论在国内还是国外,"性骚扰"都是一个新兴名词。近年来尽管各种各样的性骚扰行为层出不穷,但是勇于诉诸法律、对簿公堂的情况却并不多见。大多数性骚扰受害者保持沉默。一方面因为性骚扰案调查取证难,作为一个主观敏感事件,一般案发现场只有两个人,是否实施性骚扰旁人无法说清,即使受害者偷偷录音录像,但这种取证程序不合法,法庭不予认可。另外更多的是人们有一种错误的观念,认为性骚扰是一种性欲的表现,不把性骚扰看作一种对弱者的敌对、侵犯和使用暴力的表现。

部分西方学者认为,性骚扰是性歧视的一种,通过性行为滥用权力,在工作场所或其他公共场所欺凌、威胁、恐吓、控制、压抑、猥亵其他人。这种性行为包括言语、身体接触以及暴露性器官等。性骚扰也是性伤害的一种,是性暴力的延续。

尽管性骚扰问题在中国越来越引起人们的关注,但是实践中可以真正解决性骚扰的有效、适用的办法却迟迟没有出现。

(2)网络性行为:20世纪90年代以来,随着生产力水平的提高,互联网以其惊人的速度、广度、深度影响着整个社会,从电脑上网到智能手机联网,网络走进了每一个人的生活,网络变成一种工具,甚至成了一种生活方式,改变了人们的生活、学习、工作以及思维方式。

在网络时代来临时,一种全新的性行为方式应运而生——网络性行为。网络性行为是指以超越时空限制的网络为载体而进行的虚拟性的超越动物生殖本能,主要满足多种心理需求的性活动。从最初的文字性互动聊天时自慰,到后来的即时声音、影像互动聊天时的自慰,以及最新的通过网络远程操控的性爱器具,网络性行为随着科学技术的发展越来越丰富。

1)三种表现形式

①网恋:所谓网恋是指人与人之间通过互联网进行交往并恋爱。具体表现形式就是电脑与电脑诉衷肠、键盘与键盘说情话、鼠标与鼠标谈恋爱。常见的有两种类型:网络精神恋爱型和网络一般恋爱型。

②网络同居:网络同居最早起源于我国台湾一家女性网站推出的"同居理想国"游戏,

进入大陆后多家网络游戏运营商竞相模仿，越来越多的人在网上同居、结婚生子，或者领养一个孩子，参与双方从未见面，甚至没有听过对方的声音，面对的只是一个个符号，就算动了真情，爱上的也不是现实生活中真实的对方，而是对方在虚拟世界中表现出的个性特征。网络情感虽然不真实，但是对于玩家而言，相对比较轻松，不用像现实生活中的情感交往那样让人感觉累，相对容易实现。甚至有人认为"网络同居"是治疗空虚和寂寞的良方。

③电子性爱：电子性爱是指双方当事人不通过实际身体接触的方式，使用电话、短信、网络聊天、音频、视频以及远程性爱工具等，通过文字、声音、图像、辅助性爱用品等刺激获得性快感和性满足。

2）形成原因

①网络技术的发展：网络作为一种社会进步的新技术，彻底改变了人们的生活、工作，把人们带到了前所未有的新环境。尤其是IT产业不断发展，电脑功能不断完善，更多人性化、趣味化的设计让人们对网络欲罢不能，高科技产品的普及化进一步使得该产品的价格亲民，尤其是智能手机的普及，越来越多的人走进网络世界。高普及的互联网为网络性行为提供了物质保障。

②压力的释放：快节奏的生活和工作使得人们没有多余的时间去消遣，而网络提供了快节奏虚拟空间，人们在网上和不知何许的人谈情说爱、释放自己的原始情欲。

③虚拟的满足感：现实生活中，由于社会道德以及自身条件的限制，人们性的需求满足或多或少总是受到压抑，但是在网络性行为中，人们可以同时和多个个体轻松交往，并在网络虚拟生活空间的保护下逃过道德的约束；另外在虚拟的网络性行为中，人们可以按照自己的理想方式去设计自己的虚拟生活，和自己愿意交往的人交往而不需要考虑现实需要。

④社会对性的宽容：改革开放以来，伴随中国社会转型，人们的价值观发生巨大变化，越来越多的人对性这一话题持宽容态度，认为只要不伤害他人、不违反法律，任何形式的性交往都应该得到尊重，至少是宽容。

⑤网络性行为的虚拟性与真实性："在互联网上，没人知道你是一条狗。"充分说明网络交往中人们可以根据自己的愿望、想象来建构自己，让人轻松随意的表达自己的性需求，同时虚拟性的背后更容易让人放下戒备之心，暴露出自己的真实内心，这就是网络性行为虚拟性与真实性矛盾的统一。

⑥性病的无效传播：当前性病、艾滋病蔓延态势严重，面对大肆传播的艾滋病等性病，网络虚拟性行为变成某些人认为既可以满足心理、生理需求又可以不接触对方身体，从而杜绝性病传播的最安全途径。

（三）本章小结

本章主要介绍了性观念和性态度的概念及其作用和历史演变；随后阐述了性道德的基本特征、现代性道德体系的构成以及如何遵守性道德。介绍了不同文化历史中的性文化表现。此外，还简单介绍了性态度的三因素。最后阐述了性观念和性态度的相关现象。

三、习题

（一）单选题

1. 美国的某心理学家的研究显示，孩子的性好奇较早，在从事性教育的同时，应先具有正确的性态度。这个心理学家是

A. 罗伯特　　B. 罗杰斯　　C. 马斯洛

D. 詹姆士　E. 弗洛伊德

2. 一般来说，性文化可分为三方面是

A. 生理、物质和精神方面　B. 精神、制度和物质方面

C. 心理、物质和生理方面　D. 社交、制度和生理方面

E. 道德、制度和生理方面

3. 下列不属于性情感主观反映形式的是

A. 性欲求　B. 性伦理　C. 性爱情

D. 性感　E. 性理念

4. 不属于性态度的三因素是

A. 性认知　B. 性行为倾向　C. 性道德

D. 性情感　E. 性动机

5. 强调当事人对于性的社会文化现象和道德理念的概括性、结论性的认识是

A. 性道德　B. 性观念　C. 性态度

D. 性情感　E. 性认知

6. 美国的心理学家罗伯特（Robert）的研究显示，孩子的性好奇大概始于

A. 出生后不久　B. 幼儿期　C. 青春期

D. 童年期　E. 成年期

7. 性道德体系具有复杂的内部结构，是一个有机复合体，其构成包括性道德规范、性道德活动和

A. 性道德意志　B. 性道德意识　C. 性道德行动

D. 性道德普遍原则　E. 性道德感知

8. 人们对一定社会性道德关系的心理感受和理性认识，是人们在长期的性道德实践和研究探索中所形成的具有善恶价值取向的心理过程和理论体系，是性伦理学研究的首要领域，该理论是指

A. 性道德活动　B. 性道德规范　C. 性道德普遍原则

D. 性道德意识　E. 性道德理念

9. 人类在两性关系长期发展的历史过程中所形成的调整两性关系的一般性、普遍性、具有相对概括性的指导准则是

A. 性道德活动　B. 性道德规范　C. 性道德普遍原则

D. 性道德观念　E. 性道德意识

10. 指导人们性意识并评价人们性行为的善恶标准和具体尺度是

A. 性道德活动　B. 性道德规范　C. 性道德普遍原则

D. 性道德观念　E. 婚姻性爱原则

（二）多选题

1. 性态度的构成因素包括

A. 性情感　B. 性意志　C. 性行为倾向

D. 性认知　E. 性道德

2. 性道德普遍原则包括

A. 私事原则　B. 生育原则　C. 无伤原则

D. 非公开性原则　E. 婚姻性爱原则

3. 在性道德普遍原则中的私事原则主要包括两性关系的
A. 自由自主性　　B. 私人性　　C. 非公开性
D. 隐蔽性　　E. 自律性
4. 性道德体系具有复杂的内部结构,是一个有机复合体。其构成是
A. 性道德意识　　B. 性道德规范　　C. 性道德活动
D. 性道德意志　　E. 性道德感知
5. 当代中国的新型生育观主要包括
A. 婚内有计划地生育　　B. 提倡少生优育　　C. 生男生女都一样
D. 多子多福　　E. 重男轻女
6. 一般来说,性文化可分为
A. 物质方面　　B. 社会方面　　C. 制度方面
D. 生理方面　　E. 精神方面
7. 下列社会现象符合功利主义贞操观的是
A. "二奶"　　B. "卖淫"　　C. "闪婚"
D. 买卖婚姻　　E. "一夜情"

(三)名词解释

1. 性观念
2. 性态度
3. 性道德
4. 性情感
5. 性道德意识
6. 狭义的无伤原则

(四)简答题

1. 从事性教育的同时,应先具有正确的性态度。简述正确性态度的原则。
2. 简述五种基本形态的性情感。
3. 简述性生活的阶段性审美。
4. 简述性道德普遍原则。
5. 简述性道德的基本特征。

(五)论述题

1. 论述现代性道德体系的构成。
2. 论述性道德普遍原则及其主要包括的内容。

四、参考答案

(一)单选题

1. 答案:A

试题分析:美国的心理学家罗伯特(Robert)的研究显示,孩子的性好奇始于出生后不久,在从事性教育的同时,应先具有正确的性态度。

2. 答案:B

试题分析:性文化映现的是历史发展过程中人类在针对性和与性有关的物质和精神力量所达到的程度和方式。一般来说,性文化可分为精神方面、制度方面和物质方面三类。

3. 答案：B

试题分析：性情感的主观反映形式表现为四个层次。①性欲求（性欲）：以异性之间肉体接触或其他器官接触为形式，以完成性行为为主要目的的性情感就是性欲求；②性美感（性感）：对异性生殖能力外在表现产生的性情感称为性美感；③性恋爱（性爱）：当两个人在生殖能力、劳动能力、消费能力上的互补性大，彼此之间产生的性吸引力就强，相互之间产生一种强烈的爱恋，这种性情感称为性爱恋；④性爱情（爱情）：以建立婚姻、家庭为主要目的的性情感称为性爱情。

4. 答案：C

试题分析：性态度是个体对性行为所持有的一种基本心理倾向，包含了性认知、性情感和性行为倾向三种因素。性态度是一个人的具体的性关系、性行为和性表现的心理基础。在这三种因素中，性认知是最重要的，起主导作用，是性行为的基础，对性情感和性行为倾向有影响和制约作用。这三种因素彼此交错，形成稳定的、持久的系统。

5. 答案：B

试题分析：性观念强调当事人对于性的社会文化现象和道德理念的概括性、结论性的认识。性态度强调的是一个人在自己的性行为中所表现出来的心理感受和初级认识。性情感是对性需要的一种主观反映。性情感是指人对性活动，尤其是性活动中性生理反应的主观情绪体验。

6. 答案：A

试题分析：美国的心理学家罗伯特（Robert）的研究显示，孩子的性好奇大概始于出生后不久。在从事性教育的同时，应先具有正确的性态度。

7. 答案：B

试题分析：性道德体系具有复杂的内部结构，是一个由性道德意识、性道德规范、性道德活动构成的有机复合体。

8. 答案：D

试题分析：性道德意识指人们对一定社会性道德关系的心理感受和理性认识，是人们在长期的性道德实践和研究探索中所形成的具有善恶价值取向的心理过程和理论体系，是性伦理学研究的首要领域。

9. 答案：C

试题分析：性道德普遍原则是指人类在两性关系长期发展的历史过程中所形成的调整两性关系的一般性、普遍性、具有相对概括性的指导准则。

10. 答案：B

试题分析：性道德规范是指导人们性意识并评价人们性行为的善恶标准和具体尺度。

（二）多选题

1. 答案：ACD

试题分析：性态度是人的一种稳定的心理状态，它由三种因素构成：性认知、性情感和性行为倾向。

2. 答案：ABCDE

试题分析：性道德普遍原则包括婚姻性爱原则、私事原则、生育原则和无伤原则。其中私事原则又包括自由准则、非公开性原则和自律性原则。

3. 答案：ACE

试题分析：性关系的私人性和隐私性准则是现代性伦理学的产物。私事原则主要包括两性关系的自由自主性、非公开性和自律性。

4. 答案：ABC

试题分析：性道德体系具有复杂的内部结构，是一个由性道德意识、性道德规范、性道德活动构成的有机复合体。

5. 答案：ABC

试题分析：当代中国的新型生育观主要包括：婚内有计划地生育、适当晚育、男女平等、少生优生、优育优教、生男生女都一样、女儿也是传后人等。

6. 答案：ACE

试题分析：性文化映现的是历史发展过程中人类在针对性和与性有关的物质和精神力量所达到的程度和方式。一般来说，性文化可分为物质方面、制度方面和精神方面三类。

7. 答案：ABD

试题分析：功利主义贞操观指性行为以利益为目的。其中女性贞操商业化，表现为买卖婚姻、"二奶""卖淫""处女膜修补术"等社会现象。目前社会上快乐主义贞操观主要表现为纯粹追求生理上的快乐，比如"闪婚""一夜情"等现象。

（三）名词解释

1. 性观念：其内涵要综合性理解，它包括对性的总体认识和看法，即对性生理、性心理、性行为、性道德和性文化等的总认识和看法。

2. 性态度：人对与性有关的各种具体现象、事务和情况的心理感受和初级认识。它是个体对性行为所持有的一种基本心理倾向，包含了性认知、性情感和性行为倾向三种因素。

3. 性道德：指人类生活中特有的，调整两性关系及性生活中行为的准则、规范的总和。

4. 性情感：性情感是指人对性活动，尤其是性活动中性生理反应的主观情绪体验。它是人对两性合作互补价值关系的主观反映。

5. 性道德意识：指人们对一定社会性道德关系的心理感受和理性认识，是人们在长期的性道德实践和研究探索中所形成的具有善恶价值取向的心理过程和理论体系，是性伦理学研究的首要领域。

6. 狭义的无伤原则：特指性生活中的互相尊重和不伤害。主要体现在：①对身体器官无伤害，即性交行为应该给对方带来生理上的满足，不能损害对方的身体健康。②对精神无伤害，即性生活必须出于双方自愿，给双方带来精神和感情上的愉悦，不能给对方带来精神和感情上的伤害。

（四）简答题

1. 答案要点：

（1）坦诚相对：不要以异样的眼光看待孩子的性疑惑，应该视它为孩子成长的必经历程。

（2）接纳孩子的性好奇：对孩子提出来的问题务必予以接纳，并听听他的感受。

（3）以身作则：不要一谈及性事，就露出一脸的尴尬、害羞与不高兴。

2. 答案要点：

（1）单因素性情感（性趋性情感）：雌雄两性之间仅在发情期，通过生物机体的体温、气味、色彩、形状等单一物理特性或化学特性吸引异性，产生对异性交配欲的一种性欲性情感。

（2）多因素性情感（性刚性情感）：雌雄合作进一步扩展，雄性除了发情期完成交配，还在其他时间部分担负哺育子女的职责，两性之间通过多种物理或化学特性如体态、手势、跳舞、叫声等互相吸引，识别对方，产生对异性的相伴欲，这种相伴欲就是性刚性情感。

（3）可变性情感（性弹性情感）。

（4）多形式性情感（性知性情感）：从猿的爬行到人的直立行走，是性知性情感产生的客观标志。

（5）多层次性情感（性理性情感）：语言的出现是性理性情感产生的客观标志。这种通过人的生理、行为、思维特征对异性产生的融合感就是性理性情感。

3. 答案要点：

（1）从性生活的前期阶段来看，异性人体美、性器官特征所产生的刺激恰恰是通过视觉来达到的。

（2）从性生活的中期阶段来看，异性的引诱、挑逗、刺激、触摸等都会受到温柔美、弹性美的感觉关照。同时，当性器官受到刺激的时候，实际上是人处在整体精神敏感紧张的状态，处在人周身的神经都高度活跃的状态，所以这不仅仅是性器官的刺激问题，而且是包括了人体所有的感官部位在内的广泛的、多层的、反复的感觉状态。

（3）从性生活的后期来看，高潮结束之后，心理感受并没有马上结束，而是一种回味和联想。在这个阶段，个体心理感受也是不同的。这些心理感受在很大程度上都是由于美的接受程度、审美观所决定的。

4. 答案要点：

（1）婚姻性爱原则：性爱是夫妻生活中最基本的生理需求，也是夫妻生活的润滑剂。和谐的性生活有利于促进夫妻感情。

（2）私事原则：性关系的私人性和隐私性准则是现代性伦理学的产物。私事原则主要包括两性关系的自由自主性、非公开性和自律性。

（3）生育原则：这是评价人们对待生育的思想、行为和态度的道德标准，即生育道德原则。

（4）无伤原则：这是在处理两性关系中，尊重对方，爱护对方，不伤害对方的道德原则。无伤原则还指两人之间的性行为不会伤害其他人的幸福，不会伤害后代的健康，不会伤害社会的安定发展。

5. 答案要点：

（1）性道德是一种特殊的规范，其特殊性在于它可以制约两性关系。一旦有人越轨，会受到人们的议论和谴责；

（2）性道德具有相对稳定性，由于人们的思想观念、社会风尚以及心理结构变化较为缓慢，一种观念转变成另一种观念需要相当长的一个时期，因此具有相对稳定性；

（3）性道德具有社会属性，从人类社会发展的历史看，性道德与社会共存，对每一个社会成员、每个家庭都有影响。

（五）论述题

1. 答案要点：

性道德体系具有复杂的内部结构，是一个由性道德意识、性道德规范、性道德活动构成的有机复合体。

（1）性道德意识指人们对一定社会性道德关系的心理感受和理性认识，是人们在长期的性道德实践和研究探索中所形成的具有善恶价值取向的心理过程和理论体系，是性伦理学研究的首要领域。

（2）性道德规范是指导人们性意识并评价人们性行为的善恶标准和具体尺度。它一方面是人们在长期的性道德社会实践中积淀而成的、公认的习俗、惯例和传统，另一方面是一定社会的思想家与统治阶级根据自己的利益概括提炼出的调整两性关系的指导原则和行为准则。它包括性道德基本原则、性道德普遍原则、性道德规则等三个层次的内容。性道德基本原则是一定社会和阶层的性道德对人们性意识、性行为的最基本要求，是处理两性关系的根本指导性准则。它是从一定社会客观存在的、最基本的两性利益关系中引申出来的，集中反映了某种性道德体系的社会属性和文化属性，是该种性道德体系的核心。

（3）性道德活动是指人们根据一定的性道德观念、性道德原则和规范所进行的各种具有善恶意义的实践活动。它包括性道德教育活动、性道德评价活动、性道德修养活动等内容。青少年儿童的性道德教育，对同居、独身、同性恋、第三者现象等的性道德评价，重婚、卖淫嫖娼、乱伦、强奸、性骚扰等性罪错问题都是这一部分研究的内容。

综观人类社会，性道德体系有多种类型，性道德基本原则只有两种：一种是以男女平等为本质特征的性道德基本原则；一种是以男女不平等为本质特征的性道德基本原则。

性道德普遍原则是指人类在两性关系长期发展的历史过程中所形成的调整两性关系的一般性、普遍性、具有相对概括性的指导准则。它是低于性道德基本原则的又一等次原则。性道德普遍原则主要包括：婚姻性爱原则、私事原则、无伤原则、生育原则等等。这些原则是对性道德普遍规律的反映，是人类关于性道德认识的共同文明成果。

2. 答案要点：

性道德普遍原则是指人类在两性关系长期发展的历史过程中所形成的调整两性关系的一般性、普遍性、具有相对概括性的指导准则。它是低于性道德基本原则的又一等次原则。性道德普遍原则主要包括：婚姻性爱原则、私事原则、无伤原则、生育原则等等。这些原则是对性道德普遍规律的反映，是人类关于性道德认识的共同文明成果。

（1）婚姻性爱原则：性爱是夫妻生活中最基本的生理需求，也是夫妻生活的润滑剂。和谐的性生活有利于促进夫妻感情。性爱是充满乐趣、放松享受的互动过程。婚姻性爱原则是婚姻内的，以互相倾慕、互相依恋为基础的两性关系的道德标准。婚姻性爱原则的主要内涵是：婚姻是两性关系的合法前提；现代性爱是一对男女之间具有对等性、专一性、排他性和强烈持久性的爱情关系和性关系；现代性爱是权利与义务相统一的双向过程，男女双方既有从对方享受性爱的权利，又有对对方履行性爱的义务。

（2）私事原则：性关系的私人性和隐私性准则是现代性伦理学的产物。私事原则主要包括两性关系的自由自主性、非公开性和自律性。

1）自由准则：两性关系的自由自主性，即男女双方均有选择配偶、结婚、离婚的自由性和自主性。

2）非公开性准则：两性性行为的非公开性，即现代性爱是一对男女之间最亲密的肉体与精神的结合，是两个人互相给予、互相享受的特殊天地。只能在两人共有的空间内进行，不能公开展示。

3）自律准则：两性关系的自律性，是说两性关系虽然具有自由自主性和非公开性，但并非是性本能驱使下的任意、轻率、放纵的行为，而是在自尊、自重、自负责任等道德意识以及社会道德规范指导支配下对性本能欲望的合理节制。

（3）生育原则：这是评价人们对待生育的思想、行为和态度的道德标准，即生育道德原则。生育道德原则是一定社会道德在人口生育中的具体表现。

中国的生育道德原则主要包括以下具体内涵：①婚内有计划地生育；②提倡少生优育；③生男生女都一样。

（4）无伤原则：这是在处理两性关系中，尊重对方，爱护对方，不伤害对方的道德原则。无伤原则有广义与狭义之分。

1）广义的无伤原则：是指在两性的日常生活和交往中，对对方的政治信仰、思想感情、人格尊严、工作学习、兴趣爱好、经济收支等各方面的尊重和不伤害。

2）狭义的无伤原则：是特指性生活中的互相尊重和不伤害。这种无伤害体现在两个方面：①对身体器官无伤害，即性交行为应该给对方带来生理上的满足，不能损害对方的身体健康；②对精神无伤害，即性生活必须出于双方自愿，给双方带来精神和感情上的愉悦，不能给对方带来精神和感情上的伤害。

无伤原则还指两人之间的性行为不会伤害其他人的幸福，不会伤害后代的健康，不会伤害社会的安定发展。

（骆祥芬）

第五章 性心理健康教育

一、学习指导大纲

1. **掌握** 不同时期性心理健康教育的要点。
2. **熟悉** 性心理健康教育的途径与方法。
3. **了解** 性心理健康教育的基本原则。

二、教材精要

(一)内容简介

本章在介绍性心理健康教育的概念后,从总体上介绍了性心理健康教育的定义、目的及意义;随后针对不同时期性心理发展的特点,介绍了儿童期、青春期、成年期和老年期性心理健康教育的主要任务及基本原则。此外,还简要介绍了性心理健康教育的相关途径及方法。

(二)内容精要

世界卫生组织(World Health Organization,WHO)认为,性健康是指通过丰富和提高人格、人际交往和爱情的方式,达到性行为在肉体、感情、理智和社会诸方面的圆满和协调。性心理健康是性健康的一个方面,指的是与在充分发挥个体潜能的内部性心理协调及与外部性行为适应相统一的良好状态。而旨在维护和完善性心理健康的教育,便是性心理健康教育。

1. 概述

(1)性心理健康教育的目的:无论哪个年龄阶段的性心理健康教育,最终都要达到以下目的:普及性生理和性心理知识,消除性神秘、性愚昧和性无知;树立对性的正确态度,既要改变谈性色变,又要防治性庸俗化;确立科学的性观念,认识性道德的科学内涵,及对人类生存发展和个体生活的重要作用;培养健康的生活方式,选择健康的性行为。如,防止儿童过早的性唤起和性心理障碍;正确对待婚恋,减少非婚性行为;洁身自爱,不受色情诱惑,不参与性乱和卖淫嫖娼等;防治性病及艾滋病的流行;防治性罪错,消除性犯罪等。

(2)性心理健康教育的意义:有助于普及性心理健康科学知识,增进个体的性身心健康;有助于提高生活质量,促进个体恋爱成功,婚姻和谐及家庭幸福;有助于促进社会和谐,加强精神文明建设。

(3)性心理健康教育的基本原则:性心理健康教育在教育中处于边缘化地位,其重要的教育价值与其边缘化的地位是极不相称的,所以要把此项工作做好,应遵循以下原则:科学性原则、全体性原则、主体性原则、发展性原则、差异性原则、适时、适度原则和保密原则。

2. 不同年龄阶段性心理健康教育 发展是指个体随着年龄的增长，在相应的环境作用下，整个反映活动不断得到改造，日趋完善、复杂化的过程，体现在个体连续而又稳定的变化过程中。而个体的身心发展是指从生到死的过程中所发生的积极的、有规律的过程。个体的性心理发展也是一个连续的过程，是有一定顺序的，在不同的阶段都有不同的发展特点。根据个体的身心发展的状况可以分为儿童期、青春期、成年期和老年期四个阶段，以下内容将探讨这四个阶段各自性心理发展的特点及教育内容。

（1）儿童期性心理健康教育（children sex psychological health education）是对0~12岁的儿童进行的性启蒙教育，是性心理健康教育的初始阶段。

1）儿童期性心理健康教育的主要任务：人类的性活动并不是在生理发育成熟后才开始的，例如儿童性唤起能力在出生时即存在，性教育应从0岁开始。生理学证据表明，由于生物因素和心理因素的影响，婴儿在快动眼睡眠期会产生不自主的阴茎勃起和阴道润滑现象。所以性心理健康教育应该从新生儿开始，在这个阶段的性心理健康教育的主要任务有三个方面：第一，指导儿童树立正确的性态度，防止产生性压抑和性神秘感；第二，帮助儿童培养正确的性别自认和性别角色意识；第三，正确处理儿童性游戏。

①性态度教育：根据儿童各方面成长的状况分为三个阶段进行，"抚爱式"教育阶段（0~3岁）；"问答式"教育阶段（4~10岁）；"顺序式"教育阶段（11~12岁）。

②性别认同教育：性别认同教育（sexual identity education）是指通过教育，使儿童认识到绝大多数人的性别自认与其生物学上的性是一致的。儿童的性别认同是在生物性征的基础上学习得来的，主要受社会文化因素的影响，一般分3个阶段完成：无意识的影响、有意识的影响、深化的影响。

③儿童性游戏：儿童性游戏（children sexual play）是指以游戏形式所表现出来的儿童性活动。性别认同是性认知发展的最初表现，性游戏则是儿童性意识发展过程中较为幼稚的表现。儿童性游戏有三种表现形式：自娱式性游戏，如抚弄阴茎和用手刺激阴蒂；友爱式性游戏，如通过"过家家"、扮演新娘和新郎等完成；探究式性游戏，如女孩看男孩小便、男孩观看成年女性哺乳情景等。

2）教育原则：针对儿童的表现，所进行的教育原则包括：容许孩子的性好奇；顺其自然的进行教育；坦诚回答孩子关于性的问题；准确用词四个方面。

（2）青春期性心理健康教育：青春期是从童年走向成年的过渡时期，与童年期相比，最显著的特点是生殖系统开始迅速发育，与之相伴的是性心理与人际关系的快速发展，将学习和体验性以及各种形式的人际关系。同时也是个性和自尊逐渐发展的时期，开始学习并面临社会性别角色、权利关系、社会公正及生活方式选择等方面的挑战时期，也是世界观、人生观、价值观逐步形成的关键时期。

在这个时期，青少年随着性生理的逐渐成熟，会出现青春期性意识觉醒，如表现出对性的特别关注、兴趣和向往及性的羞涩感等。青少年性心理的健康发展，除了受到自身性生理发展的影响外，也会受到外部社会的影响。

1）青春期性心理健康教育的原则：依据青春期性心理发展的特点，尊重、理解、关怀和引导是青春期性心理健康教育总的方针和原则，具体应该遵循以下几个方面：科学而全面的原则、适当、适时和适度教育的原则、严格要求与关心爱护帮助相结合的原则、教育方式灵活多样的原则、共性和个性相结合的原则。

2）青春期性心理健康教育的常见问题：由于社会、家庭以及自身的一些原因，青少年进入青春期，由于性心理健康知识的缺乏，或多或少地会出现一些心理困惑，青春期常见的性心理健康问题主要有以下几个方面：有关发育的困惑、月经前出现的心理紧张、对于手淫产生的困惑、性梦的出现。

3）青春期性心理健康教育策略：针对目前的现状，进行性教育应从以下三个方面入手：加强性心理健康教育、减少与避免有害的刺激、鼓励与异性之间的正常交往。

（3）成年期性心理健康教育：成年期性心理健康教育是对18岁以上的中青年成人所进行的性教育。成年期接受性心理健康教育，对他们的生活和家庭有两方面的意义：一方面他们本身作为受教育者，需要继续接受性教育；另一方面，他们作为后代的教育者，也需要接受性教育。

进入成年期，由于社会角色的转换，社会和家庭都赋予他们一定的责任。因此，性爱的激情不会像青年人那样狂热，而是具有深沉性。特别是把感情重点逐渐转移到孩子身上后，夫妻之间的性爱和情爱仿佛有些淡化，这就要求感情的再调适。

感情再调适需要双方注意以下几点：从生活的高度理解性爱和情爱、彼此给予更多的理解和体贴、不断更新生活内容，激发情爱、彼此给予更多的宽容和理解。

成年期人群中，还有一个非常特殊的群体——即将或新近结婚的男女。针对这个群体，他们应该清楚地知道自己对婚姻需要承担什么样的责任，以及如何完满地履行这些责任，所以必须要进行新婚性心理健康教育。社会学家和心理学家认为，新婚性心理健康教育应该包括八个方面的内容：认识婚姻的性质；了解婚姻生活的要求；对配偶建立正确的期望值；正确对待认知特性上的夫妻差异；实现夫妻间的角色平衡；适合对方的个性和生活习惯；过好新婚性生活；应懂得有关避孕、优生、优育、优教的知识，懂得预防性病的知识。

随着物质生活水平的提高，人们越来越重视精神生活，追求快乐、幸福，同时对婚姻的认识和观念也发生了变化，致使离婚率呈上升趋势，离婚给当事双方带来的主要心理创伤是：失落感、孤独感和自卑感。对于性的认识上，一些自认为层次较高的人，却没有在离异前认清最基本的道理，从而在离异后不能走上更高的性爱层次和婚姻层次时自暴自弃，回到性与婚姻的原点，把自己置于性本能和生存需要的控制之下，离异后在性交往、情感满足上的随意性、非道德化、非婚姻化，表面上看上去获得了更多的情感满足和性自由，实际上却进入了一个低层次的性欲需求与情感满足的恶性循环中，精神上痛苦也会严重影响离婚当事双方的身心健康，故不少离婚者更需要通过以下方法加以心理调适：坦率交谈法、环境脱敏法、情感取代法。

（4）老年期性心理健康教育：随着年龄的增长，两性性腺活动趋向减退，减退的程度存在男女差异，男性的变化是逐渐的，而女性呈现急剧衰退的变化。此外，在老年期躯体疾病的发生率较之其他年龄阶段要高。虽然性腺活动的减退和躯体疾病罹患率的增高从生理上对老年人性行为带来影响，然而实际上更多的是心理因素的干扰。

老年期性心理健康教育的主要内容有：树立正确的性观念；了解老年人性心理的变化特征；认识老年夫妇性生活的特点；懂得老年性生活与健康的关系；保持老年期的心理健康。

3. **性心理健康教育的途径与方法**　性心理健康教育是一个社会系统工程，必须做到家庭、学校、社会协调一致，才能收到良好效果。家庭是个体赖以生存和成长的地方，对健康性观念的形成起着潜移默化的作用。学校是儿童青少年学习性科学知识的主要场所，是家庭性教育的延伸、继续与提高。社会文化以生动形象为特点吸引青少年，有利于性心理健康教育采取寓教于乐的有效形式。全社会特别是社会的有关部门，都应重视性心理健康教育，特别是青少年学生的性心理健康教育。

（1）性心理健康教育的途径

1）家庭教育：家庭是人们社会生活的最基本的单位，家庭中的性教育具有非常广泛的内容和重要的意义。家庭中的性心理健康教育主要有以下两个方面：

一方面：帮助孩子获得科学的性知识，树立正确的性意识，培养健全的性心理。具体方法包括：利用情境法、自学自省法、观念渗透法、防微杜渐法、兴趣转移法、日记疏导法、书面谈话法。另一方面，促进夫妻的性心理健康发展、维护家庭幸福和谐。

2）学校教育：有关学校性健康教育的内容，我们可以借鉴一下美国的经验。1991 年由美国卫生、教育和性学方面的专家共同精心制定一项全国综合性课程大纲，学校性教育应达到四项基本目标：性知识、性价值观、两性交往的技能、培养性与家庭生活的责任心。其具体内容分别是：一是，传递性及避孕知识。学校性健康教育应向学生传授准确无误的性知识，包括生命的孕育、发生、发展的过程，生理器官与功能，性交行为，性反应。性倾向（同性恋、异性恋），避孕，人工流产，性虐待，艾滋病及其他性传染病等等。二是，培养性立场和性价值观。让青少年探讨和确立其性立场、性态度、性观念，培养健康的性价值观、自信力和自我评价的能力，以及与同性与异性之间人际关系的正确态度。三是，提高两性间的交往技能。应培养青少年两性间人际交往的技能，包括两性间的沟通、独立思考与理智决策、表达能力以及建立满意的两性间人际关系的能力。四是，培养性与家庭生活的责任心。应帮助青少年履行性关系方面的责任与义务，包括强调青少年禁欲，抵制各种性压力或诱惑，避免过早的性行为，大力提倡并鼓励采用避孕及其他性卫生措施。

3）社会教育：社会是在家庭、学校之外最大的性心理健康教育课堂。尤其是在高度发达的信息社会，青少年接触性知识的渠道越来越广泛，而在家庭性健康教育缺失、学校性健康教育滞后的情况下，社会方面的性健康教育不可避免地成为了青少年取得性健康教育知识的自然选择和主要途径。正因如此社会的责任十分重大，尤其是大众传媒应提供科学准确的性信息，宣传负责任的性行为，以有助于青少年正确了解自身的性，使媒体能成为良好的性教育工具之一。有关部门应加强书刊、影视、网络等的管理，多提供对青少年健康有益的知识，给青少年以正确引导。

对于那些在社区中生活的非在校青少年，将校外教育作为学校性健康教育的补充，适时地向他们提供性心理、性卫生保健和生殖健康方面的咨询和支持更是十分必要的。通过办展览会、宣传画、发放宣教材料和知识小册子、组织观看录像等方式进行教育。建立一批青少年生殖健康咨询服务中心和门诊、采用科普杂志、网络教育等多种方法，灵活地运用社会力量进行性教育工作势在必行。

（2）性心理健康教育的方法

1）讲授法：多用于学校课堂教育和有组织的群体教育。讲授内容包括性生理、性心理、性道德及性法制教育四大方面。这种方法在授课内容贴切，课堂秩序良好，教育对象的需求和知识水平一致时，效果较好。其形式包括课堂讲授法与专题讲座法。

2）面询法：包括个别咨询和团体辅导。个别咨询解决常见的性心理问题，如：性功能障碍、婚恋问题及青少年心理适应等问题。由于性在人们心目中的隐秘性、羞耻性，因而常常给当事人造成很大的心理压力，带来很大的精神痛苦。个别咨询有利于保护来访者隐私。性健康教育工作者要针对性心理问题的具体情况，帮助来访者掌握科学的性知识，树立正确的性观念。对心理变态行为要注意与法律、道德行为区分开来。对于婚姻恋爱方面的性问题，主要在于进行适度的性知识教育，给予恰当的指导。团体辅导，可以采用小组讨论法、收集问题讲解法、角色扮演法、卡片法、名词竞猜法。

3）媒体宣传法：媒体宣传法借助于在电视、广播、杂志、报纸等媒体上开设专栏以及宣传片放映、宣传资料的发放等方法和形式，使青少年从多种渠道中获得性与生殖健康知识，帮助青少年树立正确的性道德、性观念，建立健康的性心理，增强自我保健意识和能力，从而尽量避免过早性行为及不安全性行为，甚至为其终身享有性心理健康奠定良好的基础。在诸多媒体宣传形式中，通过因特网开展互动性的性教育是一种非常有发展前景的方法。网络教育以其跨地域、跨时空的优势，最大限度地满足青少年学习知识的要求，又以其趣味性、信息的丰富性与快捷性吸引越来越多的青少年。网络的自由性、自主性，符合青少年性观念的个性化特征和主体化趋势，网络的隐匿性、互动性，营造了宽松的性心理健康教育氛围，保护了青少年性意识的私密感。因此，充分利用网络技术拓宽青少年性教育空间，是对青少年进行性心理健康教育的有效途径之一。网络性心理健康教育要遵守两个原则：参与性原则和不激发性欲的原则。

4）同伴性健康教育：同伴性健康教育模式发源于澳大利亚，流行于西方国家，在美国学校性健康教育中已发展成熟。同伴性教育的理念是：人们通常愿意听取年龄相仿、知识背景、兴趣爱好相近的同伴、朋友的意见和建议，青少年尤其如此。特别在一些敏感问题上，青少年往往能够听取或采纳同伴的意见和建议。同伴教育就是利用青少年趋众的心理倾向，对青少年进行教育的方式。经过近十几年的发展，已经成为一种在社会发展领域内广泛采用的青春期性教育的培训方法。经验证明，同伴教育对青春期性教育有良好的效果。

这种教育方式的具体做法是：①对具有影响力和号召力的青少年（同伴教育者）进行有目的的性健康教育培训，使其掌握一定的性知识和性教育技巧；②通过他们向年龄相仿、知识背景、兴趣爱好相近的同学、朋友传播。通过此种交往产生的影响力、亲和力会更广泛地向周围的青少年传播性健康的知识和技能、发展他们的自我教育，自助群体，培养良好的性意识、性观念，抵御来自社会和媒介对青少年的消极影响。

这种教育模式的主要优点是：采用小组讨论，游戏，角色扮演等参与性强和互动性强的方式进行培训，跨越了传统性教育中家长、教师对子女、学生的沟通障碍。同龄的青少年，在平等坦诚的交流基础上，找到更多的共同语言和经验体会，从而自然地获得正确的性知识。

选择高效的同伴教育者一般须具备以下四个方面的特征：①与目标人群具有某些共性，并熟悉该群体的文化和思想，将有利于他们更好地鼓励同伴接受健康的行为方式；②自愿接受培训，且具有高度的责任心；③具备良好的语言表达和表演能力以及人际交流技巧；④具备榜样示范作用，且能以倡导者和联络员的身份在研究机构和干预对象之间架起桥梁。

5）自学法：青少年有较强的自学能力，但由于缺乏指导，他们的性知识来源五花八门，有些知识甚至是错误的。性教育包含的内容极广，且每位学生的性需求和存在的性问题有很大差异，教师可选择性地推荐一些书籍，让学生自己去图书馆借阅。一些学生在遇到隐私性较强的性问题时，也可通过图书馆查阅相关资料以获得帮助。青少年还可以通过一些读本、科普读物、宣传折页、传单等了解性教育内容。

6）其他方法：性健康教育形式多样，展览会也是效果很好的方法之一。展览会可以是单一的图片文字展览，也可以是集文字、图片、模型、录音、录像于一体的综合展览。社会性的展览会，教育对象的需求不同，文化水平和理解能力参差不齐，宜尽量深入浅出，力求通俗易懂。展览会除了群众性的以外，学校教育也可分别选择适用的形式，如图片展示、文字说明、模型示教、播放录像等。

（三）本章小结

本章通过对不同年龄阶段个体性心理发展的特点的介绍，使人们对性心理健康教育的内容有了更深刻的了解；通过对性心理健康教育的途径及方法的阐述，为健康教育的实施者选择合适的教育方法提过了依据。

三、习题

（一）单选题

1. 关于性心理健康教育，不是共基本原则的是
   A. 发展性原则　B. 统一性原则　C. 科学性原则
   D. 差异性原则　E. 主体性原则
2. 应该开始性心理健康教育的时期是
   A. 儿童期　B. 青春期　C. 成年期
   D. 老年期　E. 少年期
3. 通过母乳喂养、拥抱及触摸孩子等方式满足性欲的阶段，应使用
   A. “顺序式”教育　B. “问答式”教育　C. “抚爱式”教育
   D. 性别认同该教育　E. 性游戏教育
4. 从抚育方式、取名、服饰选择到玩具购置等都要赋予明显的性别倾向，这种性心理健康教育属于
   A. 性态度教育　B. 性别认同教育　C. 儿童性游戏
   D. 性生理教育　E. 性启蒙教育
5. 抚弄阴茎和用手刺激阴蒂属于
   A. 自娱式性游戏　B. 友爱式游戏　C. 探究式性游戏
   D. 儿童性别认同　E. 性生理教育
6. 对男孩的教育是独立型的，要求他们勇敢、坚强，这种教育属于
   A. 性态度教育　B. 性别认同教育　C. 儿童性游戏
   D. 性生理教育　E. 性文化教育
7. 性心理健康教育最好的实施者是
   A. 社会　B. 教师　C. 父母
   D. 三者都是　E. 三者都不是
8. 孩子有旷课行为，深夜不归，与校外可疑的人接触，突然狂喜狂悲，过分追求打扮等，家长从关怀、理解入手，取得孩子的主动配合后，根据具体情况正确引导并与孩子共商对策，这种方法是
   A. 观念渗透法　B. 兴趣转移法　C. 防微杜渐法
   D. 日记疏导法　E. 价值引导法
9. 中学生最希望获得性健康知识的来源是
   A. 医生　B. 杂志　C. 广播
   D. 老师　E. 网络

10. 最普遍和常用的性心理健康教育的方法是
    A. 专家讲授法　B. 课堂讲授法　C. 个别咨询法
    D. 团体咨询法　E. 理论学习法

（二）多选题

1. 关于性心理健康教育的目的，说法正确的是
    A. 普及性知识　B. 树立性态度　C. 确定性观念
    D. 洁身自爱　E. 认识性道德的内涵
2. 针对儿童性心理发展的特点，可以采用
    A. 性态度教育　B. 性别认同教育　C. 批评指导
    D. 性游戏　E. 打骂教育
3. 影响性梦发生的因素包括
    A. 社会中的性信息　B. 生理状态　C. 被子太厚
    D. 伦理道德　E. 睡觉姿势不合适
4. 性具有多种功能，包括
    A. 满足性欲　B. 建立良好关系　C. 家庭暴力
    D. 婚外情　E. 创造新生命
5. 夫妻不和，家庭不和谐可能的原因有
    A. 缺少性生理知识　B. 不懂得夫妻如何配合　C. 身患性器官疾病
    D. 性心理障碍　E. 缺乏对家庭夫妻精神生活的指导
6. 学校性教育应达到的目标有
    A. 性知识　B. 性价值观　C. 两性交往的技巧
    D. 性立场　E. 培养性与家庭生活的责任心

（三）名词解释

1. 性健康
2. 性心理健康
3. 性别认同教育
4. 手淫
5. 性梦

（四）简答题

1. 简述性心理健康教育的意义。
2. 简述性心理健康教育的基本原则。
3. 简述儿童期性心理健康教育的主要任务。
4. 简述青春期性心理健康教育的主要原则。
5. 简述性心理健康教育的途径。

（五）论述题

如何理解“把新婚之夜处女膜破裂出血作为认定女性贞洁”这个观点？

（六）综合应用题

某男，32岁，某单位部门负责人。他自小是在一个“女人国”的家中长大，除了他和父亲以外，家中共有5个女性。从小和姐姐很合拍的他，对洋娃娃特别钟爱。喜欢和女孩子一起玩耍，认为男孩子比较野，玩的游戏也非常野蛮和不安全，而女孩子比较干净，斯文。

父亲为了让他充满阳刚之气，特意帮他报名参加武术班，不料武术没学成，却迷恋上了武术教练。从此以后，英俊挺拔、壮硕的男人对黄某有着非凡的吸引力。随着时间的推移，黄某参加工作后，自然就有了来自社会方面的压力，加上父亲和家人的担心与压力，他对自己的这种行为感到非常反感，但一直却控制不了，也改不过来。今年年初，公司新进一名员工，身高 1.85m，长相英俊，爱好篮球等体育运动，黄某觉得自己爱上了他，工作、休息、出差无时无刻不在想着他，有种很强烈的欲望想亲近他，在公司的时候，时刻都在留意他的一言一行，甚至晚上想他的时候，还会写一些文章来寄托自己的爱慕之情，同时迫于道德的压力，黄某觉得对他越迷恋，自己的内心就越痛苦，不知道自己该怎么办。

问题：1. 来访者可能的问题是什么？

2. 可以通过什么方式减少这类问题的发生？

四、参考答案

（一）单选题

1. 答案：B

试题分析：性心理健康教育的原则包括科学性原则、主体性原则、发展性原则和差异性原则四个方面。

2. 答案：A

试题分析：人类的性活动并不是在生理发育成熟后才开始的，例如儿童性唤起能力在出生时即存在，性教育应从 0 岁开始。

3. 答案：C

试题分析："抚爱式"教育阶段的性态度教育主要通过接触、裸体等方面进行母子间的交流，通过这种交流使孩子感受到爱的温暖。

4. 答案：B

试题分析：性别认同教育（sexual identity education）是指通过教育，使儿童认识到绝大多数人的性别自认与其生物学上的性是一致的。父母应该有意识地从各个方面施以影响，如抚育方式、取名、服饰选择到玩具购置等都要赋予明显的性别倾向。

5. 答案：A

试题分析：抚弄阴茎和用手刺激阴蒂是自娱式性游戏最常见的现象。

6. 答案：B

试题分析：性别认同教育（sexual identity education）是指通过教育，使儿童认识到绝大多数人的性别自认与其生物学上的性是一致的。在感情表达、性格发展上也应有意识地使孩子向着同一性别的方向发展。对男孩的教育是独立型的，要求他们勇敢、坚强；对女孩的教育趋向于保护型，希望她们温柔、顺从。

7. 答案：C

试题分析：家庭是个体社会化最早接触的环境，也是个体接触最久、关系最密切的环境。父母是对子女了解最多、最亲密、是最信任的人，也是性心理健康教育最好的实施者。

8. 答案：C

试题分析：防微杜渐法，如孩子有旷课行为，深夜不归，与校外可疑的人接触，突然狂喜狂悲，过分追求打扮，突然大手大脚，突然不爱讲话，眼神发呆，上课神情恍惚，学习成绩明显下降，饮食起居不正常，常常向外张望等现象。发现这些变化，都要引起家长的警觉。发现后，家长不要急躁，首先要从关怀、理解入手，取得孩子的主动配合，以达到了解事态的真实情况，然后根据具体情况正确引导并与孩子共商对策。

9. 答案：D

试题分析：中学生最希望获得性健康知识的来源依次是老师、医生、电视、广播、课本、杂志、父母、心理咨询热线。由于受我国传统观念的束缚，目前学校在对学生的性健康教育中尚未充分发挥出其主要作用。

10. 答案：B

试题分析：课堂讲授法是最普遍和常用的方法，它的最大优点是具有系统性。各种性教育内容都可采用课堂讲授。

（二）多选题

1. 答案：ABCDE

试题分析：性心理健康教育要达到以下目的：普及性生理和性心理知识，消除性神秘、性愚昧和性无知；树立对性的正确态度，既要改变谈性色变，又要防治性庸俗化；确立科学的性观念，认识性道德的科学内涵，及对人类生存发展和个体生活的重要作用；培养健康的生活方式，选择健康的性行为。如，防止儿童过早的性唤起和性心理障碍；正确对待婚恋，减少非婚性行为；洁身自爱，不受色情诱惑，不参与性乱和卖淫嫖娼等；防治性病及艾滋病的流行；防治性罪错，消除性犯罪等。

2. 答案：ABD

试题分析：在儿童期这个阶段，性心理健康教育的主要任务有三个方面：第一，指导儿童树立正确的性态度，防止产生性压抑和性神秘感；第二，帮助儿童培养正确的性别自认和性别角色意识；第三，正确处理儿童性游戏。

3. 答案：ABCE

试题分析：性梦是伴随着青春期性成熟而出现的一种正常的心理现象，是对性本能和性需求的反应。当然性梦有时也会受到性意识的影响，社会中的性信息及传播方式均会影响性梦。性梦也可来源于潜意识活动，而这些潜意识活动能够满足人的一切本能需求，并不受社会伦理道德标准的限制。此外，被子太厚、睡姿不合适等也会刺激生殖器官引起性梦。

4. 答案：ABE

试题分析：1981 年 5 月，瑞典性教育协会在其年度报告中指出，对于男性和女性来说，性至少有三种功能：①使个人获得性欲的满足；②结成人与人之间的良好关系；③创造新的生命。

5. 答案：ABCDE

试题分析：造成夫妻不和，家庭不幸福的原因之一就是夫妻对性知识的缺乏，使性生活不和谐。例如有的人缺少性生理知识，不懂得人自身的性生理构造，也不懂得如何性交；有的人不懂得夫妻如何配合，才能达到性生活和谐；有的人自己身患性器官的疾病却讳疾忌医；有的人存在这样或那样的性心理障碍，影响正常的性生活。原因之二，是缺乏对家庭夫妻精神生活的指导。

6. 答案：ABCDE

试题分析：1991 年由美国卫生、教育和性学方面的专家共同精心制定一项全国综合性课程大纲，学校性教育应达到四项基本目标：性知识、性价值观、两性交往的技能、培养性与家庭生活的责任心。

（三）名词解释

1. 性健康：世界卫生组织（World Health Organization，WHO）认为，性健康是指通过丰富和提高人格、人际交往和爱情的方式，达到性行为在肉体、感情、理智和社会诸方面的圆满和协调。

2. 性心理健康：是与在充分发挥个体潜能的内部性心理协调及与外部性行为适应相统一的良好状态。这一定义表明，性心理健康既表现在个体与环境互动时的性适应行为，也蕴含在相对稳定并处于动态发展和完善中的性心理特质上。

3. 性别认同教育：指通过教育，使儿童认识到绝大多数人的性别自认与其生物学上的性是一致的。

4. 手淫：又称为自慰，是指在非性交的情况下，用手或其他工具摩擦生殖器官，以获得性欲满足的行为。

5. 性梦：性梦是指人们在睡眠中所做的富有性内容的梦，在性梦中可同时伴有性的生理反应（如男性射精，称为梦遗）。

（四）简答题

1. 答案要点：开展性心理健康教育至少有以下几个方面的意义。

（1）有助于普及性心理健康科学知识，增进个体的性身心健康：性心理健康教育工作的最终目的就是增进性生理及心理健康。而要达到这个目的，既有赖于整个社会的性身心健康氛围，也有赖于个体自身性身心保健。要做到这一点，就离不开性心理健康知识的宣传与普及，需要进行性心理健康的研究和教育。

（2）有助于提高生活质量，促进个体恋爱成功，婚姻和谐及家庭幸福：生活质量的优劣与人们的恋爱、婚姻及家庭状况密切相关。成功的恋爱、和谐的婚姻、幸福的家庭既是生活质量高的标志，也是人们追求高质量生活的目标。然而这一切，都与性心理健康研究和教育状态紧密相连。

（3）有助于促进社会和谐，加强精神文明建设：从精神文明建设的需要来看，开展性心理健康研究和教育的意义十分重大。人们对性是否有科学的认知和正确的态度，直接影响到人的社会化程度，而个体的社会化程度，又极大地影响着人们的身心健康、婚姻的和谐和社会的安定。马克思说，男女关系是社会文明水平的尺度。弗拉金也曾经指出，性生活不和谐的背后，不仅潜存着使家庭崩溃的因素，也给日常生活和社会带来许多问题和矛盾，如劳动力水平下降、吵架、酗酒、态度粗暴、在公共场合要流氓等。也就是说，精神文明的建设也包括了性文明的建设。性愚昧的社会必然是性放纵、性压抑、性障碍、性疾病充斥的社会，性无知的民族必然是精神文明失落的民族。因此，可以认为性心理健康研究和教育程度是社会文明程度的一个标志，开展性心理健康教育研究和教育工作是造福于社会、造福于人民的工作，是精神文明建设的重要内容之一。

2. 答案要点：由于受我国传统文化的深刻影响，一直以来，性心理教育属于敏感话题，为真正把这项工作做好，至少要把握好以下七个原则。

（1）科学性原则：性心理健康教育具有明确的心理学学科性质，所以教育内容的选择必须明确限定为心理学范围，而不能简单地以生理教育为主。要从性心理过程与性心理特征两个方面进行教育，客观、真实地分析性心理发生发展的轨迹和规律。作为教育者，面对诸如性幻想、性梦和边缘性性行为等敏感话题，要采取不回避的态度，要用严谨、清晰的科学语言分析此类问题。如果不能用科学的语言解释清楚此类问题，教育效果可能会适得其反。

（2）全体性原则：全体性原则是指性心理健康教育要面向所有人群，全员在生命周期中都需要进行性心理健康教育，所有人都是教育的对象和参与者，一切教育特别是性心理健康教育的计划，组织，都要着眼于人在整个生命周期中性的发展，考虑到绝大多数人在某个阶段的共同需要和普遍存在的问题。

（3）主体性原则：主体性原则是指在性心理健康教育过程中，要以受教育者为出发点，同时要使受教育者的主体地位得到实实在在的体现，把科学教育和受教育者的积极参与真正有机地结合起来。为切实贯彻主体性原则，在教育过程中，要结合多种教学方法，如抚爱式、对话式、交流式和讨论式等，让受教育者参与到性心理健康教育中，使受教育者的学习兴趣和学习主动性能够得到充分发展。

（4）发展性原则：发展性原则是指在性心理健康教育过程中，必须以发展的观点来对待受教育者。要根据个体的心理功能的发展状况，从新生儿期开始，甚至从胎儿阶段的初级水平到高级水平，顺应受教育者身心发展的特点和规律，促进受教育者获得最大程度的发展。

（5）差异性原则：差异性原则是指性心理健康教育要关注和重视受教育者的个别差异，根据不同层次受教育者的不同需要，开展形式多样，针对性强的性心理健康教育活动，以提高受教育者的性心理健康水平。

（6）适时、适度原则：在心理健康教育过程中渗透性心理健康教育，从学科教学内容出发，去挖掘其中可以结合性心理健康教育的因素，使之成为与该学科教学内容结合紧密的、自然而然的渗透。适时是指教育时机必须遵循人的心理发展规律，要根据各阶段人群的生理、心理发展特点，确定恰当的时机进行正面教育和引导。适度是指在传授相关知识时，要根据受教育者身心发展特点及认知能力，有选择性地进行。

（7）保密原则：是指在性心理健康教育过程中，教育者有责任对受教育者的个人情况以及谈话内容等予以保密，受教育者的名誉和隐私权应受到道义上的维护和法律上的保护。

3. 答案要点：在儿童期，性心理健康教育的主要任务有三个方面：第一，指导儿童树立正确的性态度，防止产生性压抑和性神秘感；第二，帮助儿童培养正确的性别自认和性别角色意识；第三，正确处理儿童性游戏。

4. 答案要点：依据青春期性心理发展的特点，尊重、理解、关怀和引导是青春期性心理健康教育总的方针和原则，具体应该遵循以下几个原则。

（1）科学而全面的原则：性心理健康教育科学全面的原则指性心理健康教育不单单是性心理知识的教育，它应该是性生理、性心理、性道德、性法律教育的有机结合。

（2）适当、适时和适度教育的原则：适当是指性教育的方法和教育态度要恰当，要尊重青少年的人格，不要随意触及个人隐私。适时是指教育时机必须遵循青少年心理发展规律，要根据青少年的生理、心理发展特点，确定恰当的时机进行正面的教育和引导。适度是指在传授相关知识时，要根据青少年的身心发展特点及认知能力，有选择性、针对性、有分寸地进行。

（3）严格要求与关心爱护帮助相结合的原则：青春期性心理健康教育是针对青少年进行的一项教育。青少年正处在人生观、世界观和价值观形成与发展的重要时期，自我辨别能力、控制能力都较差，容易受同辈间的影响，情感脆弱，波动性大，叛逆心理强。因此，在教育过程中，必须对他们进行严格的要求，规范其行为，促使他们树立正确的人生观、价值观，朝着健康的方向发展。同时，由于他们的情感脆弱，我们应该关心、爱护他们，主动为他们分忧解难，不要在问题出现之后再去“扑火”。特别是对那些已经出现问题的学生，不应对他们采取思想及情感上的歧视，应该对他们给予关怀，及时疏导和帮助处理善后之事，帮助学生进行反思，吸取教训，以达到帮助学生健康成长的教育目的。

(4)教育方式灵活多样的原则：青春期性心理健康教育不同于其他教育，要获得较好的教育效果，就必须采取灵活多样的教育方式。在教育过程中，根据内容可采取讲授法、交流讨论法、自学法、图片展示法、心理咨询法，举办讲座、演讲活动等，使学生在教师的指导下，在有组织有目的活动中受到指导及熏陶。

(5)共性和个性相结合的原则：科学的性心理健康教育，应注意教育对象性需求的共性与个性的两重性。一方面性需求是人性的重要方面，具有共性、普遍性。人的性需求的满足及满足程度，直接影响着人的生活质量，关系到人的身心健康。另一方面性教育又不同于一般的健康教育。由于人的性别、年龄、性格、文化背景、心理素质等方面的不同，性的需求和问题差异很大。为此，性心理健康教育的内容和形式又需要因人、因民族、因地区而异。性需求的个性差异，决定了性心理健康教育的特殊性。青春期，孩子性发育逐渐开始并成熟，通过性心理健康教育使其树立科学的性观念，培养健康的性心理。另外，性教育还要根据我国国情、民情和实际情况进行，不能把国外的情况生搬硬套，尤其涉及少数民族的特殊政策，更应持慎重态度。

5. 答案要点：性心理健康教育是一个社会系统工程，必须做到家庭、学校、社会协调一致，才能收到良好的效果。家庭是个体赖以生存和成长的地方，对健康的性观念的形成起着潜移默化的作用。学校是儿童青少年学习性科学知识的主要场所，是家庭性教育的延伸、继续与提高。社会文化以生动形象为特点吸引青少年，有利于性心理健康教育采取寓教于乐的有效形式。全社会特别是教育部门，应重视性心理健康教育，特别是青少年学生的性心理健康教育。此外，在性心理健康教育的实践中，要把性心理教育、性生理教育和性伦理教育有机地结合起来，不能孤立、割裂的单纯进行某一方面的教育。性心理健康教育的方法要灵活多样，讲授法与咨询辅导等相结合，并充分运用多种媒体手段，进行生动活泼的健康教育。实践证明，将“社会、学校、家庭”联合起来，形成三位一体的性心理健康教育模式，并建立全方位立体式的性心理健康教育格局，是强化性教育效果的有效手段。

(五)论述题

答案要点：传统上把新婚之夜初次性交处女膜是否破裂出血视为女子贞操的标志。实际上，处女膜的大小、形状、厚薄及弹性等因人而异，性交可以使其破裂，其他形式如手淫、妇科检查、外伤等也可能引起破裂；此外，有些女性的处女膜孔比较大，富有弹性，即使性交也不一定破裂。因此，从医学角度来看是把新婚之夜处女膜是否破裂出血作为认定女性是否贞洁的观点是片面的。

(六)综合应用题

答案要点：

(1)性取向障碍：性取向障碍从幼年时期就会表现出种种迹象，比如喜欢在游戏中扮演异性角色，喜欢与异性玩耍，甚至会表现在动作、语言、神态等方面。从少年时期开始，会表现地更明显，开始持续对同性表现出爱慕，但对异性却没有兴趣。

(2)可以通过性别认同教育来减少性取向障碍的发生。性别认同教育(sexual identity education)是指通过教育，使儿童认识到绝大多数人的性别自认与其生物学上的性是一致的。男女在生物学上的差别称为“性”，在心理学上的差别称为“性别”，在社会学上的差别称为"性别角色",一个人把自己看成男人或是女人就是"性别自认"。儿童的性别认同是在生物性征的基础上学习得来的,主要受社会文化因素的影响,一般分3个阶段完成。

1)无意识的影响:自孩子出生后,父母便开始以各自性别的活动特点对儿童产生影响,逐步理解男人和女人在各个方面的不同,如身体、穿着、修理发型、行为方式等。而这种影响是不自觉的、无意识的,是他们在与孩子日常生活交往中表现出不同性别特点的抚爱方式。还可以通过书籍、画册、影像资料等引导儿童观察动物、植物的生长和繁殖,使他们对生殖问题产生一种自然的认识,进而能够热爱大自然,热爱人类,认识生命的本质,完成"性自认"过程。这种无意识的性别模式影响,会对不能自主地认识自己性别的婴儿表现出性别认同导向,但真正决定个体性别自认的基础还是儿童的生物学性征。

2)有意识的影响:孩子稍大一些,父母应该有意识地从各个方面施以影响,如抚育方式、取名、服饰选择到玩具购置等都要赋予明显的性别倾向。在感情表达、性格发展上也应有意识地使孩子向着同一性别的方向发展。对男孩的教育是独立型的,要求他们勇敢、坚强;对女孩的教育趋向于保护型,希望她们温柔、顺从。在日常活动中还应通过各种方式予以强化,对孩子做出与自己性别相符合的行为给以微笑、赞许和鼓励,而不合乎性别的行为要加以阻拦或纠正,使他们主动地掌握行为的性别模式,男孩像个男人样,女孩像个女人样。这种有意识的导向,实质上是Y基因和X基因表现的社会强化过程,这是顺乎自然的。

3)深化的影响:随着年龄的增长,儿童的活动范围随之扩大到学校、社会。学校老师把学生分为"男生"和"女生",儿童也这样区分。社会上的人在从事各项活动时的言谈举止都以男女性别模式予以区分。儿童喜爱的大众传媒塑造的男女主人公的形象,在无形中影响了男女角色的分化,使儿童的性别认同更加巩固。

一般情况下,3~4岁的幼儿已能清楚地体验自己的性身份,6~7岁的正常儿童已懂得性别的属性是不可改变的。如果性别自认紊乱,以后就很难改变。造成性别自认困难的原因很多,但主要是后天影响的作用,与父母的养育态度有很大关系。如有的父母期望有个女孩,但生下的却是男孩,于是给儿子梳小辫、穿裙子。当别人问男孩"你是男孩还是女孩"时,父母在一旁说"是小妹妹",这样做会使孩子的兴趣、性格向女性化方向发展,因而有可能造成性别认同紊乱。总之,从幼年开始养成男孩的女性化或女孩的男性化,会形成日后的性别自认倒错,有可能成为部分性心理障碍的根源。因此,对孩子的性别自认教育,从幼年起就应与性征保持一致,始终如一地进行正确、健康地引导。

（王海娜）

第六章　性心理咨询与治疗

一、学习指导大纲

1. **掌握**　各流派疗法的理论与方法。

2. **熟悉**　性心理咨询的特点与要点。

3. **了解**　各流派疗法在临床中的应用。

二、教材精要

（一）内容简介

本章在介绍了不同的心理学派对性心理问题的理论解释和相应的治疗技术方法，通过案例说明了性心理咨询的基本流程和不同治疗技术在咨询与治疗工作中的应用。

（二）内容精要

1. 性心理咨询对咨询环境和从业者的要求

（1）熟悉性生理学和性心理学的相关知识。

（2）遵守职业道德和伦理要求。

2. 性心理咨询的基本原则

（1）保密性原则：保密性原则是指咨询者应对来访者的有关资料给予保密，不得对外公开来访者的姓名、个人情况等。

（2）尊重性原则：性心理咨询可能涉及一些内容与咨询师本人的道德观念有冲突，应该充分尊重来访者的选择和需求。

（3）中立性原则：咨询师应对来访者谈话中涉及的性问题始终保持不偏不倚的立场，不作评判。

（4）理解支持原则：咨询师能够体验来访者的内心感受，设身处地为来访者着想，以来访者的角度去看问题。

（5）非指示原则：咨询师不应该对性心理问题作任何的是非判断，也不应该将自己的个人意见强加给来访者，指示来访者应做什么，不应做什么。

3. 性心理咨询与治疗的效果与影响因素

（1）鉴别心理性与躯体性原因：性功能障碍可能是生物性因素或心理性因素所致的，也可能是两种因素同时影响产生的。

（2）区别暂时性与习惯性的问题：明确性功能障碍是一过性问题，还是持续存在的问题。

（3）年龄与成长环境因素：一般来说，对于性心理问题年龄越小，疗效可能更好。

（4）考虑是否适合接受心理咨询：性心理咨询和治疗要考虑来访者是否适合接受治疗，主要需要考虑来访者与家属的求治动机、受教育程度、病情的性质、来访者对心理咨询的了解和接受程度等。

（5）咨询师与来访者的匹配度：咨询师与来访者匹配与否会影响心理咨询和治疗的效果，常见的咨访不匹配有三种：欠缺型、忌讳型、冲突型。

4. **精神分析疗法**　精神分析学派是20世纪初由奥地利精神病学家西格蒙德·弗洛伊德创立的一个心理学派。精神分析强调潜意识冲突对人的影响，认为心理问题是源于早年对欲望与冲突的压抑，通过协助患者找到潜意识中未解决的问题，通过分析、解释，使患者领悟，从而达到治疗的目的。

（1）基本理论

1）潜意识理论：弗洛伊德将人的精神活动或心理活动分成三个层面，由低到高为潜意识、前意识、意识。

2）人格理论：基于潜意识学说的人格结构理论，认为潜意识构成了人格的本我部分，意识构成了自我部分，而社会意识则构成了超我部分。弗洛伊德将人格发展划分为口唇期、肛门期、性器期、潜伏期、生殖期五个阶段。

3）心理防御机制理论：弗洛伊德提出的心理学名词，是指自我对本我的压抑，这种压抑是自我的一种全然潜意识的自我防御功能。自我为解决超我与本我之间产生的冲突，潜意识会自动地使用心理防御机制，而使用这个机制需要消耗爱欲的能量。安娜·弗洛伊德将防御机制概括为以下几种：即否认、转移、压抑、投射、合理化、补偿、认同、升华以及退行等。

（2）精神分析治疗技术

1）移情与反移情：移情是指来访者把自己对父母或其他人的态度、情感和关系无意识地转移到咨询师身上，并对咨询师抱有超出咨询关系之外的某种情感，且表现出相应行为反应的现象。反移情指咨询师对来访者的无意识表现的感受。

2）自由联想：自由联想就是让来访者自由地诉说心中想到的任何东西，鼓励来访者尽量回忆童年时期所遭受的精神创伤和经历的重大事件。自由联想是一种“以说话消除症状”的治疗方法，症状可以通过宣泄而消除。

3）释梦：弗洛伊德说，梦是通往潜意识的最佳途径之一。通过释梦，治疗者可以发现来访者压抑在潜意识中的内容，从而推进治疗。

（3）现代精神分析的发展：弗洛伊德后的精神分析学家，如荣格、阿德勒、克莱因、科胡特等，在其理论框架基础上，取其精华去其糟粕，以及从不同的着眼点上，批判性地发展了精神分析理论。客体关系理论（object-relations theory）和自体心理学（self psychology）是现代精神分析的主流分支。

5. **认知行为疗法**　认知行为疗法是当今应用最广泛且最有效的短程心理治疗方法之一，它通过改变思维方式和行为方式来改变不良认知，达到消除不良情绪和行为的目的。

（1）基本理论

1）经典行为主义疗法：俄国生理学家巴甫洛夫通过动物实验提出经典条件反射理论，认为，无论在哪里学习得来的行为，都只不过是一长串的条件反射，其获得、保持和消失都是由一些定律和法则来控制的。

2）新行为主义疗法：美国心理学家斯金纳和阿尔伯特·班杜拉推动了行为疗法的发

展。斯金纳在操作性条件反射实验中发现行为未必是刺激的结果，还可以是刺激的原因，公式是 R-S（反应 - 刺激），动物在某种情境刺激下出现的行为得到了强化（奖励），就会把这种行为保留下来。根据斯金纳的观点，有些性变态是对不良行为的习得，因此可以通过学习进行矫正。班杜拉提出了社会学习理论及若干行为治疗技术。他着眼于观察学习和自我调节在引发人的行为中的作用，重视人的行为和环境的相互作用，即观察学习或模仿学习，认为人类更多的行为不是通过条件作用的途径形成的，而是通过社会观察或模仿习得的，模仿的对象范围广泛，可以是其他个体的行为，也可以是书籍、影像资料等。

3）认知行为疗法：认知行为理论认为，认知与行为是相伴而生的，人的认知过程决定着其行为的产生，行为的改变又会反作用于认知，使认知发生改变。不良的认知会导致不适当的情绪与行为，而这些情绪和行为也会给原来的错误认知提供证据，使不良认知更加牢固。认知行为治疗方法就是要通过认知矫正与行为矫正技术改变患者的认知与行为，使认知与行为两者间建立一种良性循环，取代原来存在的恶性循环，从而使原来不良症状减轻、直至消失。

阿尔伯特・艾利斯的合理情绪行为疗法是最经典、最常用的认知行为疗法之一，即 ABC 理论。

（2）行为矫正技术

1）系统脱敏法：系统脱敏法是通过缓慢引导患者暴露焦虑、恐惧的情境，通过心理放松来对抗这些不良情绪，从而达到消除不良情绪目的的疗法，是一种温和的行为疗法。系统脱敏法包括三个步骤：放松训练、等级脱敏表和脱敏。

2）厌恶疗法：使用引起躯体痛苦反应的非条件刺激与形成不良行为的条件刺激相结合，使患者在发生不良行为的同时感到躯体的痛苦反应，形成痛苦刺激与不良行为的联结，对不良行为产生厌恶，从而使其不良行为消退。厌恶疗法常用的措施有：化学厌恶疗法、橡皮圈厌恶疗法、电击厌恶疗法、羞耻厌恶疗法。

3）行为塑造法：行为塑造法是用来培养一个人目前尚未表现，但根据治疗目的需要确立新的目标行为的一种方法。

（3）认知矫正技术

1）认知重建：认知重建是引导来访者发现经常引发消极情绪和非适应行为的信念、假设是失调、有偏差的，并用更为现实和积极的信念来替代消极的信念。

2）完成认知家庭作业：家庭作业具有自我教育、认知验证、搜集信息、调整思维等作用，完成家庭作业有利于治疗的进展，使来访者不仅仅在咨询室内进行认知干预，而且回到日常生活的数天中也能保持对认知进行训练与矫正，巩固咨询效果，促进来访者的逐渐改变。

6. **人本主义疗法**　人本主义心理学是 20 世纪 50 年代兴起于美国的一种心理学思潮和革新运动。近年也称为现象学心理学，这是指一种由许多观点相近的心理学家和哲学家所组成的松散的学术联盟和新的价值取向，被称之为心理学的第三势力。人本主义心理学主要代表人物有马斯洛、罗杰斯和罗洛・梅。

人本主义主张心理学应该以健康人的心理为研究对象，强调研究整体的人或人的整体；强调将人的内在意识经验作为心理学研究对象的重要性；恢复了意识经验在心理学研究中的地位；强调研究人的本性、潜能、价值和经验。

（1）基本理论

1）性与爱的需求与动机观：马斯洛认为，人既具有性的生理需要，也有归属与爱的需要。需要是动机产生的基础和源泉，而动机是人类生存与发展的内在动力。

2）罗杰斯的以人为中心理论：在罗杰斯的人性观中，人的本性是善良的，人天生具有自我实现的潜能，不需要咨询师干预就能解决自己的问题，只要给人良好的环境，人就会朝着积极的方向发展。在咨询当中，咨询师该给来访者提供充满真诚、共情、无条件积极关注的良好环境。

3）存在主义取向的理论：存在主义疗法和人本主义疗法认为心理问题源于缺乏生活意义或潜能无法实现所致的疏离感与孤独感。具有代表性的是罗洛·梅首创存在心理治疗和弗里兹·皮尔斯创立的格式塔疗法。

（2）人本主义治疗技术

1）具有治疗作用的咨询关系：真诚、无条件积极关注、共情是建立良好咨询关系，构成能促使人成长的环境的三种技术与态度。

2）存在主义心理治疗：存在主义取向的心理治疗，咨询师以自己为治疗工具，与来访者一道探寻人生的重大问题，从而解决来访者的问题。促进当事人察觉能力提高的具体技术有空椅子对话、角色翻转训练等。

7. 整合取向的心理治疗 对心理治疗整合的探索，于20世纪30年代开始，在20世纪七八十年代开始迅速发展，心理治疗整合已经成为了心理治疗发展的必然趋势。目前主要有四种主流的心理治疗整合模式。

（1）共同因素模式：常见的共同因素有“治疗同盟”“来访者改变的欲望”“向来访者提供新体验”等等，这些共同因素都是整合的焦点，通过整合这些共同因素来达到提升治疗效果的目的。

（2）理论整合模式：认知行为疗法就是一个理论整合模式的代表，是对认知疗法与行为疗法的整合。

（3）技术折中模式：技术折中模式强调了咨询师的灵活性与多面性，针对不同来访者能够使用相应匹配的治疗手段是治疗效果的保障。

（4）同化整合模式：同化整合模式是心理治疗整合的新模式，由梅瑟于1992年提出。同化整合模式是以某一固定的治疗流派作为自己的核心理论框架，再把其他流派中一些适用的、有补充意义的理论与技术整合进理论框架当中，为核心流派所用，以达到取长补短、相辅相成的作用。

8. 性心理咨询与治疗的通用性技术

（1）倾听：倾听是心理咨询中最基本的技术，是对咨询师的基本要求，是心理咨询的基础。

（2）一般化：性心理咨询中常见的内容，如手淫、性功能障碍等，来访者一般很少会与他人谈论，比较的缺乏导致来访者认为自己是独特的、不幸的，一般化技术能够调整来访者的认知，改善其情绪。

（3）共情：共情是指咨询师借助来访者的言行来体会来访者内心感受的过程。

（4）自我暴露：自我暴露是咨询师向来访者公开自己的经历、情感体验、真实想法，真诚地与他人分享的过程。自我暴露可以给来访者提供安全感，使来访者感受到咨询师是能理解自己的，同时自己也是可以被信任的，从而加深咨询关系。

（三）本章小结

本章通过介绍性心理学咨询与治疗的基本知识，使学生初步了解性心理咨询的基本要素，介绍了性心理学咨询与治疗的基本理论和基本临床技能，并通过案例分析将理论与实践相结合，为学生以后从事性心理咨询与治疗工作奠定基础。

三、习题

（一）单选题

1. 20世纪初由奥地利精神病学家西格蒙德·弗洛伊德（Sigmund Freud）创立的一个心理学派是

A. 精神分析学　　B. 行为主义学派　　C. 人文主义心理学
D. 认知心理学　　E. 客体关系理论

2. 人格结构中最原始部分是由潜意识构成的

A. 本我　　B. 自我　　C. 超我
D. 主我　　E. 自性

3. 个体接受社会文化和道德规范的教养而逐渐形成的是

A. 本我　　B. 自我　　C. 超我
D. 主我　　E. 客我

4. 行为主义理论中具有代表性的观点是经典条件反射学说，其提出者是

A. 斯金纳　　B. 巴甫洛夫　　C. 华生
D. 班杜拉　　E. 罗洛·梅

5. 根据治疗目的，用来培养一个人目前尚未表现的目标行为的治疗方法是

A. 行为塑造法　　B. 行为疗法　　C. 厌恶疗法
D. 生物反馈法　　E. 家庭作业法

6. 让患者自由诉说心中想到的任何东西，鼓励患者尽量回忆童年时期所遭受的精神创伤和经历的重大事件。这种治疗方法是

A. 谈疗法　　B. 释梦方法　　C. 自由联想
D. 以人为中心疗法　　E. 认知疗法

7. 由美国心理学家罗洛·梅（Rollo May）首创的疗法是

A. 完型疗法　　B. 意义疗法　　C. 存在心理治疗
D. 以人为中心疗法　　E. 格式塔疗法

8. 行为主义学派起源于20世纪初的美国，主张心理学应该研究可以被观察和直接测量的行为。其创始人是美国心理学家

A. 弗洛伊德　　B. 巴甫洛夫　　C. 华生
D. 班杜拉　　E. 马斯洛

9. 提出了社会学习理论及若干行为治疗技术的新行为主义代表人物，是美国当代著名心理学家

A. 弗洛伊德　　B. 巴甫洛夫　　C. 华生
D. 班杜拉　　E. 斯金纳

10. 能够准确地感受到当事人所体验的情感和个人意义的技术是

A. 真诚一致　　B. 无条件的积极关注　　C. 同理心
D. 正移情　　E. 情感反应

(二)多选题

1. 性心理咨询的基本原则有
   A. 保密性　B. 尊重性　C. 中立性
   D. 理解支持　E. 非指示
2. 弗洛伊德建立了一整套关于精神分析的理论有
   A. 潜意识与人格理论　B. 社会学习理论　C. 梦的解析理论
   D. 心理防御机制理论　E. 系统脱敏训练
3. 人本主义心理学主要代表人物有
   A. 马斯洛　B. 罗杰斯　C. 斯金纳
   D. 罗洛·梅　E. 华生
4. 认知疗法的三个基本概念是
   A. 自动思维　B. 自我意识　C. 中间信念
   D. 核心信念　E. 自由联想
5. 认知疗法的基本技术有
   A. 建立求助的动机　B. 适应不良性认知的矫正
   C. 改变有关自我的认知　D. 歪曲认知的识别和评估
   E. 系统脱敏技术
6. 弗洛伊德划分的人格发展阶段包括
   A. 口唇期　B. 肛门期　C. 性器期
   D. 潜伏期　E. 生殖期
7. 性行为问题形成因素有
   A. 生理因素　B. 心理因素　C. 自然因素
   D. 社会因素　E. 遗传因素
8. 系统脱敏法的步骤包括
   A. 放松训练　B. 定义目标行为　C. 等级脱敏表
   D. 脱敏　E. 深呼吸
9. 性心理咨询要求从业者遵循和掌握知识和原则包括
   A. 心理咨询的常用技能　B. 性生理和行心理学知识　C. 职业道德
   D. 伦理原则　E. 中立原则

(三)名词解释

1. 潜意识
2. 移情
3. 认知行为疗法
4. 无条件积极关注
5. 自由联想

(四)简答题

1. 简述弗洛伊德的人格理论。
2. 简述心理防御机制理论。
3. 简述艾利斯的合理情绪疗法。
4. 简述人本主义心理治疗技术取向的基本特点。

5. 简述性心理咨询与治疗的通用性技术。

（五）论述题

1. 结合你曾经的梦境，谈谈你对弗洛伊德梦的解析理论和梦的解析方法的理解。

2. 论述认知行为疗法的特点及基本的行为矫正技术。

四、参考答案

（一）单选题

1. 答案：A

试题分析：精神分析学（Psychoanalysis）是20世纪初由奥地利精神病学家西格蒙德·弗洛伊德（Sigmund Freud）创立的一个心理学派，尤其适合于与性创伤有关的神经症、躯体形式障碍等精神障碍的心理治疗和择偶、婚姻、性爱等心理问题的心理咨询。

2. 答案：A

试题分析：人格结构理论，认为潜意识构成了人格的本我（id）部分，意识构成了自我（ego）部分，而社会意识则构成了超我（superego）部分。

3. 答案：C

试题分析：超我是个体接受社会文化和道德规范的教养而逐渐形成的。超我中既有符合自己价值观的自我理想，也有符合社会道德要求的标准，支配超我的是道德或完美原则。

4. 答案：B

试题分析：行为主义理论中具有代表性的观点有巴甫洛夫（Pavlov）的经典条件反射学说、斯金纳（Skinner）的操作性条件反射学说、班杜拉（Bandura）的社会学习理论等。

5. 答案：A

试题分析：行为塑造法是用来培养一个人目前尚未表现，但根据治疗目的需要确立新的目标行为的一种方法。

6. 答案：C

试题分析：自由联想（free association）就是让患者自由诉说心中想到的任何东西，鼓励患者尽量回忆童年时期所遭受的精神创伤和经历的重大事件。

7. 答案：C

试题分析：存在心理治疗是由美国心理学家Rollo May首创。这种心理治疗方法的特色在于适合处理与人生许多重大问题相关的心理困惑。

8. 答案：C

试题分析：行为主义（Behaviorism）学派起源于20世纪初的美国，创始人是美国心理学家华生（Watson），他主张心理学应该研究可以被观察和直接测量的行为。

9. 答案：D

试题分析：新行为主义代表人物之一是美国当代著名心理学家阿尔伯特·班杜拉（Albert Bandura），他提出了社会学习理论及若干行为治疗技术。

10. 答案：C

试题分析：同理心能够准确地感受到当事人所体验的情感和个人意义。

（二）多选题

1. 答案：ABCDE

试题分析：性心理咨询的基本原则：保密性原则、尊重性原则、中立性原则、理解支持原则、非指示原则。

2. 答案：ACD

试题分析：弗洛伊德在医学史和心理学史上第一次使用了“精神分析学”这个概念。经过若干年对临床案例的研究，建立了一整套关于精神分析的理论：潜意识与人格理论、梦的解析理论、心理防御机制理论。

3. 答案：ABD

试题分析：人本主义心理学主要代表人物有马斯洛、罗杰斯和罗洛·梅。

4. 答案：ACD

试题分析：认知疗法有三个基本概念：①自动思维；②核心信念；③中间信念。

5. 答案：ABCD

试题分析：认知疗法一般分为四个治疗阶段，在不同的治疗阶段会采用不同的认知治疗技术，下面我们按照四个治疗阶段来分别介绍认知疗法的基本技术：建立求助的动机、歪曲认知的识别和评估、适应不良性认知的矫正、改变有关自我的认知。

6. 答案：ABCDE

试题分析：弗洛伊德将人格发展划分为口唇期、肛门期、性器期、潜伏期、生殖期五个阶段。

7. 答案：ABD

试题分析：性行为问题形成因素可分为三大类：一类是生理因素，如先天缺陷或后天疾病等；另一类是心理因素，如对性问题的错误认知；第三类是中介了心理活动而影响性行为的社会因素，如人际关系不良、生活事件等。

8. 答案：ACD

试题分析：系统脱敏法包括三个步骤：放松训练、等级脱敏表和脱敏。

9. 答案：ABCD

试题分析：性问题咨询属于心理咨询的范畴，因此开展这一工作就必须具备心理咨询的常用技能，包括建立良好的治疗同盟、开放式与封闭提问的恰当运用、倾听的技巧、角色引导和深入挖掘的技能、信息收集并总结、共情的运用等。还应该具有性生理学和性心理学知识，职业道德和伦理原则。

（三）名词解释

1. 潜意识：弗洛伊德认为“一种历程若活动于某一时间内，而在那一时间内我们又无所察觉，我们便称这种历程为潜意识”，所谓潜意识是指是原始的冲动和各种本能、通过遗传得到的人类早期经验以及个人遗忘了的童年时期的经验和创伤性经验、不合伦理的各种欲望和感情。

2. 移情：所谓移情是指患者把自己对父母或其他人的态度、情感和关系无意识地转移到咨询师身上，并对咨询师抱有超出咨询关系之外的幻想和某种情感，且表现出相应行为反应的现象。

3. 认知行为疗法：认知行为疗法（cognitive-behavioral therapy，CBT）是当今应用最广泛且最有效的短程心理治疗方法之一，它通过改变思维方式和行为方式来改变不良认知，达到消除不良情绪和行为的目的。

4. 无条件积极关注：无条件积极关注是指咨询师没有条件地、带着爱完完全全地、不带评价地接纳和关注来访者，给予来访者关怀和温暖；咨询师不去判断来访者情感、信念的好

坏，这能促进来访者的自由表达，无条件的接纳、关心程度越深，咨询成功的概率就越大

5. 自由联想：自由联想就是让来访者自由地诉说心中想到的任何东西，鼓励来访者尽量回忆童年时期所遭受的精神创伤和经历的重大事件。自由联想是一种"以说话消除症状"的治疗方法，症状可以通过宣泄而消除。

（四）简答题

1. 答案要点：在精神分析视角下，人格包括三个成分：本我、自我和超我。人格的三个成分是一个整体，而不是独立存在的。本我是人格结构中最原始的部分，所谓"食色，性也"指的正是本我的基本内容，支配本我的则是快乐原则。超我是个体接受社会文化和道德规范的教养而逐渐形成的。超我中既有符合自己价值观的自我理想，也有符合社会道德要求的标准，支配超我的是道德或完美原则。自我是介于本我与超我之间，对本我的冲动与超我的管制具有缓冲与调节功能的自我意识，调和本我与超我之间的冲突，保持人格的稳定。自我是个体在现实环境条件下在本我的冲动和超我的要求相冲突的过程中学习而来，自我的作用是在社会环境允许的条件下，如何最大限度地实现本我的需求。可见，支配自我的是现实原则。

2. 答案要点：弗洛伊德认为，自我为解决超我与本我之间产生的冲突，潜意识会自动地使用心理防御机制，而使用这个机制需要消耗爱欲的能量。防御机制若使用适当，可减缓超我与本我间之间的冲突，若使用不当，则会产生焦虑或罪疚感，导致精神失衡。安娜·弗洛伊德，将防御机制概括为以下几种：即否认、转移、压抑、投射、合理化、补偿、认同、升华，及退行等。

3. 答案要点：艾利斯认为，经历某一事件的个体对此事件的解释与评价、认知与信念，是其产生情绪和行为的根源，不合理的认知和信念引起不良的情绪和行为反应，只有通过疏导、辩论来改变和重建不合理的信念，从而才能达到治疗的目的。艾利斯将其归纳为ABC理论，A代表诱发事件；B代表信念，是指人对诱发事件的信念、评价、看法或认知；C代表结果，即在特定情境下，个体的情绪反应及行为结果。ABC理论认为诱发性事件A只是引起情绪及行为反应的间接原因，而人们对诱发性事件所持的信念、看法、认知才是引起人的情绪反应及行为结果的更直接的原因。ABC之后的是D、E和F，分别代表辩论干预、效果和新的情感。通过辩论干预来用理性的认知来替代不合理信念，就能产生效果，产生积极的情绪与行为，人就能得到新的情感。

4. 答案要点：人本主义心理治疗技术取向的基本特点是：其一，首先是对来访者的一系列态度和治疗思想原则不同于精神分析将来访者当成是潜意识的或过去的牺牲品，或不同于行为主义将来访者当作环境的牺牲品，而是将来访者当作具有自由选择、自我肯定和自我实现潜能的主体，不是只想到要纠正来访者的症状，而是努力去探究当事人的经验和存在感。其二，人本主义不像精神分析那样将焦虑和死亡恐惧看作为异常，而是重视利用焦虑和死亡意识促进人的积极改变。其三，依照当事人的具体情况采取灵活多样的、兼收并蓄的各种通用技术，这些技术的基点都在于调动来访者的自主性，唤起其改变和选择的责任，帮助来访者重新获得支配自己自由的能力。

5. 答案要点：

（1）倾听：倾听是心理咨询中最基本的技术，是对咨询师的基本要求，是心理咨询的基础。心理咨询中的倾听与日常对话中的倾听区别甚大，咨询中的倾听是关注、接纳、尊重、不评判的听，咨询师专注地倾听来访者诉说的内容，感受其表达的情感，不进行价值评判，

而是接纳来访者。倾听过程中给来访者适当的回应，同时关注来访者的神情、姿势、语气等细节。在性心理咨询中，来访者往往会谈及非常隐私的内容，好的倾听有利于来访者的自我开放，便于咨询师搜集信息，建立良好的咨询关系。

（2）一般化：一般化是指咨询师给来访者提供专业、客观的资料，告诉来访者其实很多人都遇到过类似的困境，使来访者明白自身的情况具有普遍性，心理压力得到缓解，降低来访者的阻抗与焦虑。性心理咨询中常见的内容，如手淫、性功能障碍等，来访者一般很少会与他人谈论，比较的缺乏导致来访者认为自己是独特的、不幸的，一般化技术能够调整来访者的认知，改善其情绪。

（3）共情：共情是指咨询师借助来访者的言行来体会来访者内心感受的过程。共情又被称为神入、同理心，由人本主义取向心理学家罗杰斯提出，现已被许多心理咨询流派所接受。咨询师对来访者的共情，要做到对来访者的接纳，设身处地去理解，来访者感受到自己是被理解的，对于有些来访者，共情就能产生很好的治疗效果。在咨询中，咨询师感受来访者的内心世界是极其重要的，咨询师需要站在来访者的角度去帮助来访者，没有共情的咨询就连咨询关系都难以建立，更别说产生治疗效果。

（4）自我暴露：自我暴露是咨询师向来访者公开自己的经历、情感体验、真实想法，真诚地与他人分享的过程。自我暴露可以给来访者提供安全感，使来访者感受到咨询师是能理解自己的，同时自己也是可以被信任的，从而加深咨询关系。咨询师的自我暴露对来访者具有示范作用，使来访者尝试模仿咨询师进行自我暴露。咨询师自我暴露的程度与时机需要把握准确，不适当的自我暴露反而会造成不良的效果。咨询师在暴露不愿意被世人知道的隐私信息时需要谨慎，保密协议是单向的，来访者没有义务替咨询师保密。

（五）论述题

1. 答案要点：因为潜意识所遵循的“非理性的逻辑”与意识层次的理性思维的逻辑迥然不同，因此，如何进入潜意识和了解潜意识就成了精神分析学派着力要解决的最大的难题。弗洛伊德从催眠方法入手转而进行自我梦的分析，他称梦是心理医生“通往潜意识之王道”，提供参与潜意识生活的最佳路径，有助于说明潜意识“逻辑”之佳例。梦的解析就是通过分析梦境组成的诸要素和当事人的生活史，揭示梦所隐匿的意义和发现当事人被压抑的潜意识，而一旦帮助当事人将压抑的潜意识还原为意识的，或者说将缺失的记忆找回来，症状就会消失。其目的即在于根据患者的显梦去解析其隐梦的涵义，从而找出当事人潜意识中被压抑的心理问题。

释梦方法的操作要领如下：①使患者轻松地休息于长形卧榻上，闭上双眼（也可以不闭上眼睛）；要求患者注意自己心理上的感受，轻松随意地自由联想，将所有涌上心头的感受，完全托盘说出，而不因为自己觉得那是不重要、毫不相干、甚至是愚蠢的，而不说出。②要再三地叮嘱患者，尽量减少心理上习惯地对任何心理上的感受引起的批判；严格地遵守决不容许任何心中所浮现出来的批判来抹煞自己一丝一毫的感受，并且使他了解到精神分析成功与否，将取决于他本身之能否对自己的各种意念保持绝对公平，毫无偏倚。如果其强迫意念或其他病状无法理想地被解决时，那是因为他仍容许自己内心的批判阻滞了潜意识的道白。③先让患者自由地回忆和讲述一个梦，然后将梦境分解为一个个片段，请患者讲述围绕这些特别的梦象片段联想到什么事和人，之后，心理医生再逐渐抽丝剥茧地进行解析探究。④解析梦之前，心理医生一定要先了解组成梦内容材料的来源，一般而言，这些材料均来自当事人在入睡以前的经验，或者说来源于做梦前一天的生活经历。当然，只要是那些早期的印象与做梦当天的某种刺激(最近的印象)能有所连带关系的话,那么梦的内容是可以涵盖一生各种时间所发生过的印象。

2. 答案要点:认知行为疗法是行为疗法与认知疗法整合的疗法,这使得两者获得极大的发展,它既包含了认知技术,也包含了行为技术。认知行为理论认为,认知与行为是相伴而生的,人的认知过程决定着其行为的产生,行为的改变又会反作用于认知,使认知发生改变。不良的认知会导致不适当的情绪与行为,而这些情绪和行为也会给原来的错误认知提供证据,使不良认知更加牢固。认知行为治疗方法就是要通过认知矫正与行为矫正技术改变患者的认知与行为,使认知与行为两者间建立一种良性循环,取代原来存在的恶性循环,从而使原来不良症状减轻、直至消失。

认知行为疗法有以下四个特点:①来访者和咨询师是合作关系;②假设心理痛苦在很大程度上是认知过程发生功能障碍的结果;③强调改变认知,从而产生情感与行为方面的改变;④通常是一种针对具体的和结构性的目标问题的短程和教育性的治疗。

行为矫正技术包括:

(1)系统脱敏法:系统脱敏法是通过缓慢引导患者暴露焦虑、恐惧的情境,通过心理放松来对抗这些不良情绪,从而达到消除不良情绪目的的疗法,是一种温和的行为疗法。它适用于治疗对性活动有焦虑的患者,如阴道痉挛症、阳痿、早泄、性交疼痛等。例如性功能障碍的患者,学会深度肌肉放松技巧后,想象引发他们焦虑的刺激,以此消除目标焦虑。

系统脱敏法的原理是应用刺激的交互替代或增强、削弱的作用,使个体产生正常和不正常的反应,治疗时应该削弱不正常反应,而使之转化和增加为正常反应,从而使个体恢复常态。

(2)厌恶疗法:使用引起躯体痛苦反应的非条件刺激与形成不良行为的条件刺激相结合,使患者在发生不良行为的同时感到躯体的痛苦反应,形成痛苦刺激与不良行为的联结,对不良行为产生厌恶,从而使不良行为消退。厌恶疗法常用于露阴症、窥阴症、摩擦症等的治疗,效果好且较巩固。

厌恶疗法常用的措施有:①化学厌恶疗法:应用化学药物,如能引起恶心、呕吐的药物,或引起强烈恶臭的氨水等,作为非条件性刺激物,引起患者产生痛苦的、厌恶性的非条件反射,从而消除不良行为;②橡皮圈厌恶疗法:把拉弹预先套在手腕上的橡皮圈引起的轻微疼痛作为负性刺激,拉弹同时计数并联想痛苦、羞耻的惩罚,从而产生厌恶性反应,减轻已习得的不良行为;③电击厌恶疗法:以一定强度的感应电作为疼痛刺激,或以轻度电休克作为负性刺激;④羞耻厌恶疗法:把患者置于大庭广众之下,表现出变态的性行为,从而使患者自己感到羞耻,以此作为负性刺激。

使用厌恶技术可以消退性变态患者病态性行为的条件反射。例如对露阴症的治疗,在诱使患者想象或表现露阴行为的同时,给以恶性刺激,如用电流、橡皮圈等刺激手腕、皮肤乃至生殖器官,或肌内注射催吐药使其呕吐,破坏患者病理条件反射,以强化抑制直到消退已建立的条件反射。厌恶疗法引起的性行为改变常是暂时的,需要和正强化的方法结合使用效果更好。

(3)行为塑造法:行为塑造法是用来培养一个人目前尚未表现,但根据治疗目的需要确立新的目标行为的一种方法。行为塑造法适用于多种性心理和行为问题的治疗。例如一个面对异性就会产生紧张焦虑的个体,在性心理咨询和治疗过程中,治疗者可以让患者先通过电话与感兴趣的异性进行交谈,如果能做到这点,就给予患者一次奖励,为得到下一次奖励，患者需要花费几分钟时间同另一个人面对面地接触，如此逐步进展，直到患者可以与异性约会而不再紧张。

行为塑造法的步骤如下：①定义目标行为：确立合适的、需要塑造的目标行为，是塑造计划能否成功的关键。②判断塑造对于治疗对象是不是合适的方法：塑造是用来使治疗对象做出符合治疗目标的新举动，但要考虑目标行为对治疗对象来说是否具有可行性。③确认初始行为：初始行为必须是与目标行为有关联的、已经表现出的正性行为，治疗者要善于敏锐地识别初始行为。④选择塑造步骤：每一个治疗步骤都要比上一个步骤更接近目标行为。⑤选定强化刺激：对治疗对象表现出的正性行为给予强化刺激，强化刺激量要适度。⑥对各个连续的趋近行为实施差异强化：所谓差异强化是指对治疗对象的正性行为加以强化，而对负性行为加以忽略或终止。从初始行为开始，塑造步骤中的每一个行为过程都要强化，直到确保该行为能够出现，然后进行下一个步骤中行为的强化。⑦按照适宜的速度完成塑造的各步骤：每一步骤的趋近行为都是下一步骤行为的基石，因此必须循序渐进，要在上一步骤行为确立以后再进行下一步骤行为的塑造。

（王海娜　赵田田）

第七章　婚恋心理

一、学习指导大纲

1. **掌握**　爱情心理的理论、择偶理论、婚姻质量及其评估。

2. **熟悉**　择偶问题的心理辅导、婚姻冲突与婚姻质量的概念、失恋与离婚心理辅导、婚外恋现象的分析与辅导。

3. **了解**　人类婚姻发展的历程、婚前性行为的原因与影响，离婚对子女的影响，婚外恋的原因与影响，其他性关系的心理。

二、教材精要

（一）内容简介

本章在介绍了人类婚姻的发展历史和未来趋势之后，对两个异性从步入恋爱到婚姻以后可能出现的各种现象做了全面而详细的描述。此外，对一些比较重要的婚恋现象如何开展心理辅导也给予了细致的介绍。

（二）内容精要

婚恋心理是指两个异性步入恋爱乃至婚姻后，彼此建立了亲密的心理关系、身体关系之后所出现的各种心理现象，是与性心理密切相关的一种特殊人际关系。

1. **人类婚姻的发展历程**　婚姻制度是在一定社会中占统治地位的婚姻形态在上层建筑领域的集中反映，并以行为规范的形式对其予以确认和保护，是社会制度的重要组成部分。婚姻制度是历史的范畴，人类婚姻的存在及结合方式，受到人类社会环境的影响。

（1）人类婚姻史：不同时代和地区的社会环境造就了形式各异的婚姻模式。一般来说，人类婚姻历程包括4个阶段：杂婚制、群婚制、偶婚制和一夫一妻制。

1）杂婚制：是指男女之间没有任何禁忌，和任何异性都可以发生性行为。

2）群婚制：是婚姻制度出现的标志，由可以在同辈份群体之间进行的性行为演变至在同一个群体内部不能通婚的模式。

3）偶婚制：又称对偶婚，是指一个男子与一个女子相对稳定地互为性伴侣的婚姻形态，一个男性有一个主妻子，一个女性有一个主丈夫。除此之外，男女各自可以有多个性伴侣，也可以更换性伴侣。

4）一夫一妻制：一夫一妻制又称个体婚制，是指根据一定社会规范的要求，一男一女结为夫妻，任何人在同一时间内不得有两个或两个以上配偶的婚姻制度。

（2）人类婚姻的未来发展趋势：未来婚姻的发展趋势将向着夫妇二人共同追求爱与幸福的方向发展。

2. 恋爱的需求和动机 爱情是人与人之间强烈的依恋、亲近和向往，以及无私奉献的情感。成年男女都渴望能寻找到一个称心如意的伴侣，享受甜蜜温馨的爱情。而人们对恋爱的追求除了受到生理因素的影响，还会受到以下因素的影响。

（1）追求真爱：男女双方在长期的共同学习、生活交往过程中，彼此了解，相互吸引，在自愿自发的前提下关注双方心灵的沟通和精神的交融。

（2）满足亲密关系的需求：有些人的爱情是为了满足自己对亲密关系的需求。爱情是一种强烈的依恋关系。

（3）自身价值得到认同：随着自我意识的发展，青年男女非常关注自尊，通过结交异性的方式证明自己的能力和魅力。

（4）其他原因

1）弥补情感空虚：青年男女的价值观、人生观尚不稳定，在人际关系、学习、工作等方面容易遇到压力，当他们无法从周围获得心理满足时，就会借助恋爱来弥补心中的空虚和寂寞，摆脱人际孤独。

2）满足好奇心：是指人们出于对爱情的向往和好奇，实现亲身体验爱情的美妙、探寻两性的奥秘的愿望。

3）寻求刺激：少数青年人把谈恋爱作为一种时尚，在恋爱中追逐感官刺激，满足与异性交往的欲望。

3. 爱情心理的理论

（1）爱情三角理论：斯滕伯格认为爱情由三个基本成分组成：激情、亲密和承诺。亲密属于爱情中的情感成分，是两人之间感觉亲近、温馨的一种体验；激情属于爱情的动机成分；承诺属于爱情的认知成分。三种成分相互组合，可以构成七种不同类型的爱情。

（2）爱情态度理论：罗宾将爱情定义为对特定他人所持有的一种特别的态度。该理论将爱情归于社会心理学的人际吸引，把爱情纳入社会心理学主流内，并编制了爱情量表与喜欢量表，使得爱情能以心理测验的方式加以研究。

（3）爱情依恋理论：该理论将爱情关系与童年的依恋关系联系起来，认为个体婴儿时期与人建立的依恋关系会使个体形成一个稳定的人格特质，这与将来的爱情互动型态可能存在因果关系。

（4）爱情阶段理论：穆斯坦的爱情阶段理论注重爱情的阶段性，主要探讨双方的亲密关系是如何发展的。

（5）投资模式理论：鲁斯布尔特的投资模式理论以社会交换论的观点来看亲密关系的发展，认为亲密关系中的双方互有得失，并以一种理性且公平的评估方式，衡量自己在此关系中的付出与收获，再以此评估为基准，决定其对关系的应对方式。

（6）爱情彩虹图：约翰·李将男女之间的爱情分成六种形态：情欲之爱、游戏之爱、友谊之爱、依附之爱、现实之爱及利他之爱。

4. 婚前性行为的危害 婚前性行为是指没有配偶的男女在未履行结婚登记手续的情况下发生的两性关系，是一种违反婚姻与性相统一的法律原则的婚外性行为。

（1）婚前行为的原因

1）性自由观念：社会上性自由、性解放等思想的冲击，以及大众文化传播媒介的渲染，使青少年受到的性刺激大为增强。

2）性好奇心理：很多人对性既有一些了解，但是又不够深刻与客观，从而激发了他们的性好奇心理，产生婚前性行为。

3）感情失控：如果男女双方在恋爱过程中自控力较低，容易发生行为。

4）爱情推动器：有的人在爱情发展受挫时，会以性爱作为爱情升级的动力。

（2）婚前行为的危害

1）给婚姻造成不良后果：恋爱双方本来是相互平等的，但发生了婚前性行为后，男方有可能认为女方再也离不开自己，而对女方态度随便，任意支配；而女方会害怕或担心男方变心，不得不事事迁就、容忍，使双方失去了相敬如宾的感情基础，从而破坏婚后的家庭幸福。

2）损害身心健康：婚前性行为往往是在双方高度紧张、恐惧的状态下进行的，唯恐别人发现，彼此都有一定的非法感。双方不仅难以从中体验到性快感，反而留下了痛苦的性经验。再加上客观条件的限制，性行为发生时，双方性器官不清洁，也易引起其他疾病。

3）可能造成未婚先孕的严重后果：未婚先孕会给双方，尤其是女性带来强烈的自我羞愧感和沉重的社会道德压力。当事人常感到心理压力很大，无脸见人，有的甚至轻生。即使去做人工流产，手术中生理和心理上的痛苦及周围人们责备的眼光也会对女性生理、心理健康产生不利影响。

5. **择偶的理论** 历史上许多事实和研究表明个体无规则、无差异地择偶行为实际上并不存在，每个人心中都存在着同谁结婚的规范体系。比较有影响力的理论有父母偶像理论、同类匹配理论、资源交换理论和男高女低梯度说。

（1）父母偶像理论：是指人们在选择伴侣的时候，或多或少会受到父母的影响的一种理论。

（2）同类匹配理论：该理论认为人都是理性的经济人，有趋利避害的一面，倾向于选择与自身条件相似的异性为配偶。

（3）资源交换理论：该理论认为择偶双方都是理性的，男女双方既是交换的主体又是对象，通过择偶这种交换行为来获取最大的回报，满足自己基本的经济需求。如果配对双方都觉得联姻的收益要大于独身的收益，择偶行为才有可能发生，婚姻才有可能维持。

（4）男高女低梯度说：该理论认为有些时候男女双方择偶时双方的条件可能并不对等，存在着一定的梯度差异。梯度效应表现在男性身上是降低效应，男性倾向于选择比自己外在条件稍逊的女性为伴侣；表现在女性身上则是提高效应，女性倾向于选择比自己外在条件更优的男性为配偶。

（5）价值理论：该理论认为在人成长的过程中，通过社会化的作用，将某种价值观逐渐内化于个性之中，这种价值观就是择偶的依据。

（6）互补理论：该理论认为当择偶涉及个人的心理需求和个人动机时，可能会具有互补的特点，主要考虑双方各种特点和需求的相辅相成。

6. **常见的择偶问题**

（1）过分坚持择偶标准：是指在择偶时完全按照一个固定模板去筛选周围的异性。

（2）择偶标准过于理想化：是指在择偶时太过挑剔，总想找到一个十全十美的异性为伴侣。

（3）择偶以自我为中心：是指在择偶时受“自我意识”的支配，以利己主义为出发点。

（4）择偶太过追求外在美：是指在择偶时过于注重对方的外在美、忽视内在美。

（5）被别人的看法所左右：是指在择偶时缺乏主见、过度在意别人的看法。

（6）过于相信一见钟情：是指有些人过于沉迷一见钟情而定终身的浪漫故事，总期望能一见钟情，以此开启爱情生涯。与对方相见一面后，没有激动人心的感觉，则立即将对方打入冷宫。

7. 择偶问题的心理辅导

（1）明确自己的真实需要：根据择偶理论，个体在择偶时应从以下几个方面入手，切实分析自己的真实需要，根据自己内心的声音来选择伴侣。

1）判断双方是否真心相爱。

2）分析双方的心理相容度。

3）分析双方的交换资源。

（2）考虑传统文化的影响：由于传统观念中的部分内容可能流传至今，对现代人的择偶产生影响，咨询师在进行心理辅导的时候，要意识到这些传统观念的影响，及时为来访者指出他们思想中的不合理之处。

1）严格的门当户对观念。

2）贞节观念中的男女差异。

3）男女在择偶其他方面的差异。

（3）把握机缘：择偶要注意时机的把握。一方面，不能过于迫不及待；另一方面，不能过于左挑右捡。

（4）失恋的影响：先前的感情经历，对当事人的择偶也有重大影响。

8. 婚姻的需求和动机 婚姻动机是指男女双方产生婚姻行为的内在的、主观的愿望或目的，也就是激励男女双方结婚的内在心理动力。具体说来，婚姻的动机可以划分为以下几类。

（1）满足性欲的需要：人类的婚姻动机首先是满足人的性欲，这是人的自然属性的体现。

（2）繁衍后代的需要：在婚姻制度产生以后，个体的生育必须服从社会通过婚姻形式对生育的管理，建立一个稳定的家庭，夫妻彼此分工，互相配合，才能将子女抚养成人。

（3）物质生活的要求：无论是在生产力水平低下的传统社会，还是生产力迅速发展的现代社会，家庭成员都是社会的生产者和消费者，家庭的经济职能并未消失，还需要夫妻在物质生活上的互助和配合。

（4）情感的需要：这是婚姻最高层次的需求。人是社会的动物，渴望彼此之间的沟通与交流。婚姻制度产生以后，以爱情为基础的婚姻可以帮助个体体验到夫妻之爱，亲子之爱。

9. 婚姻内的性心理问题

（1）夫妻在性爱过程中的地位：由于生理构造的差异，在性爱过程中，男女双方所处的地位不对称。

（2）夫妻的性需求：一般说来，男女双方婚后要达到性和谐可能要经过半年以上相互适应。于是，在结婚初期，丈夫的性欲比较强烈，妻子则因为性欲不强不是很配合丈夫，容易引起夫妻双方的摩擦。

（3）夫妻的性高潮体验：丈夫和妻子在临近性高潮时的体验和行为表现存在差异。

（4）夫妻在性满足后的表现：丈夫对性爱的需要比较直接，主要通过性交过程来实现性满足；而妻子对性爱的需要比较含蓄，注重情感的需求。

（5）外部因素对性生活的影响：外部不良的因素会使夫妻在进行性生活时情绪产生极

大的波动，精力分散，使性欲受到抑制，性敏感减退。

10. 婚姻冲突的原因 婚姻冲突是指夫妻双方彼此不协调、背离或对立。婚姻冲突容易引发一系列的消极行为，危害着夫妻双方的身心健康，为婚姻的破裂埋下诱因。引起婚姻冲突的原因具体有以下几种：

（1）需求不满：夫妻中如果一方或双方的需求得不到满足，会产生感情疏远、心理孤单的感受，产生不良情绪，直至争吵和持续的冲突。

（2）价值观差异：价值观是与个体的个性相伴随的，由此引发的冲突往往是根本性的，持续很长时间。遇到问题时，夫妻双方都坚信自己是对的，对方是错的，因而相互指责。

（3）权责争执：家庭的日常生活中有许多事务需要处理，因此谁作决定、谁承担责任都可能成为一个问题。

（4）性差异：夫妻的性欲望和性满足是不同的，如果不能协调差异，容易导致夫妻冲突。

11. 婚姻冲突的心理辅导 双方适当的妥协，双方都赢，是处理婚姻冲突的正确原则。

12. 婚姻质量及其评估 婚姻质量是夫妻之间的情感生活、夫妻之间的物质生活、夫妻之间的性生活以及夫妻之间的凝聚力等综合情况所呈现的特征。婚姻质量是婚姻稳定性最重要、最直接的预测指标。婚姻质量的影响因素有：

（1）沟通状态。

（2）婚龄。

（3）性生活满意度。

（4）子女教育。

13. 离婚经历的心理阶段 离婚又称离异、婚姻的解除，是指夫妻双方通过符合法定条件和程序的方式解除婚姻关系，终止夫妻间权利和义务的法律行为。离婚是一个渐进的过程，从夫妻开始不和直至最终解除婚姻关系，中间经过以下5个环节。

（1）纠纷期：夫妻在婚姻生活中发生矛盾冲突是普遍现象，如果双方始终找不到有效的沟通手段，由一般的冲突发展到互相指责、互相批评、互相辱骂，会使问题难以得到有效解决，矛盾不能有效遏制，结果可能使双方的关系恶化到无可挽回的地步。

（2）戒备期：若夫妻双方的矛盾长期得不到有效解决，配偶一方会关上情感沟通的大门使夫妻间出现隔阂，进而导致冷漠。双方的心理距离拉大，遇到问题不再积极进行解决，而是任由发展，持续影响彼此的关系，直至最后双方互相戒备、互相隐瞒。

（3）裂痕期：夫妻间的冷漠与戒备会加深双方的矛盾，进一步造成冷漠与戒备，形成恶性循环，直至双方出现无可弥补的裂痕，此时夫妻关系进入裂痕期。

（4）犹豫期：裂痕出现且日益明显之后，夫妻双方必然要面临是聚是散的选择，犹豫不决，难以选择。这个时期也是广纳众议的阶段，多数夫妻广泛征求各自亲友的意见，听取大家对自己当前婚姻的态度。

（5）破裂期：在长期的矛盾和纠纷中，夫妻间的裂痕越来越大，越来越深，若对对方残存的幻想破灭，最后导致夫妻感情彻底破裂，一方或者双方会做出离婚的决定。

14. 离婚对子女的影响 不适当的离婚对双方和子女都是一种痛苦和伤害。关于离婚对子女的影响主要有两种观点。一种观点是“严重影响说”，认为父母离婚将对孩子产生持久而又深远的伤害。另一种观点是“有限影响说”，承认离婚确实会给孩子造成一些后果，但在父母离婚的家庭中，问题特别严重的孩子并不是多数，且大多数孩子都能从父母离婚的阴影中走出来，很少有持久的负面影响。

(1)离婚对子女的消极影响:离婚家庭的子女承受了许多消极后果,在生活安排、心理素质、学习成绩和品德行为等方面都会受到一定的影响,心理创伤尤其明显。

1)子女的生活可能面临困难:部分不负责任的家长因婚姻受挫牵连到孩子,对子女撒手不管,造成子女生活困难。

2)子女的心理发展可能遇到障碍:父母离异的过程和结果会对孩子尤其是低龄孩子造成多种心理伤害,甚至导致难以矫治的人格障碍。

3)子女的学业不良:离婚家庭的子女因经济、关爱缺乏方面因素的影响,往往学业不良。

4)子女的品行不良:离婚还可能使其子女的品行受到不良的影响。

(2)离婚对子女的积极影响:即使婚姻已经破裂,若离异父母能够理性地看待离婚和前配偶,不管是否与孩子一起生活,都不推卸为人父母的责任,父母婚变的经历对孩子的成长也具有积极意义并出现一些正向性的改变。

15. 离婚后的心理辅导 离婚意味着亲密关系的破裂,会给双方带来严重影响,使他们对人生,对前途充满了悲观和绝望,出现一系列生理和心理问题。

(1)接受现实:面对离婚,整日以泪洗面、怨恨愤懑只能让自己更加痛苦。咨询师首先要引导当事人面对问题,接受现实。

(2)积极对外交往:离婚者普遍存在自卑感,认为离婚是件不光彩的事情,因此常常采取回避的态度,将自己封锁在孤独的空间里。咨询者应引导当事人与朋友多联系,积极参加各种活动,转移注意力,舒缓心理压力。

(3)调换环境:咨询者可适当引导当事人暂时离开这个令人沮丧烦恼的地方,换一换生活工作环境,外出旅游,听听音乐读读书,或更勤奋地投入工作。

(4)了解自我:要真正走出离婚的阴影,自我了解是痊愈之道,它能帮助当事人认识到婚姻中的真正问题,进而使未来生活处在自己的控制之下。咨询师应积极引导当事人总结婚姻与爱情失败的经验,以便更好地成长。

16. 婚外恋的成因 婚外恋可以理解为有婚姻关系的个体与配偶以外的人发生恋情的关系。这种关系可能会伴随性行为,也可能不会伴随性行为。婚外恋的原因有以下几个方面:

(1)对婚外恋的幻想:在已婚人群中,有相当比例的人会存在婚外恋的欲望,有见异思迁的幻想。这种幻想平时不会对婚姻造成负面影响,个体无需为此自责。但是,如果人们对自己的婚姻生活现状不满,或道德观念缺失,或丧失意志时,就容易坠入婚外恋的深渊。

(2)婚姻危机:婚姻危机往往是诱发婚外恋现象的萌芽。如果夫妻双方的沟通模式出现问题,彼此相互指责,相互攻击,对任何信息进行负面诠释,甚至采取回避行为,冲突就不能有效地得到化解。虽然冲突会给双方带来痛苦,但是也是婚姻和谐发展的机遇。

(3)个性因素:有些人喜欢追求刺激,对新鲜变化特别感兴趣。当自己的婚姻生活变得平淡单调时容易发生婚外恋。

17. 婚外恋的相关理论 关于婚外恋现象的理论,比较有影响力的是单婚多恋说、性欲说以及客体关系论。

(1)单婚多恋说:霭理士认为,绝大多数人都是单婚而多恋的,也就是说,他们愿意有一个稳定牢固的婚姻,同时希望这种婚姻关系并不妨碍他们与另外一个或多个异性发生性的吸引。

(2)性欲论:弗洛伊德认为现代文明对性道德的限制与干涉是婚外恋发生的原因。由于性的需求得不到满足,个体容易发生婚外恋,或者以心理障碍的方式表现出来。

(3)客体关系论:该理论认为性同样也是一种心身相伴关系,因为夫妻之间的身体接触会触发他们个体心理的深层,特别是他们的内在客体关系,婚外恋者表明了他(她)无法整合自己的客体世界。

18. **婚外恋的心理辅导** 婚外恋是由外遇者、原配、第三者组成的三角关系,还可能会涉及子女、其他家人和非婚生子女等人。所以,对于婚外恋事件的心理辅导可以围绕以下几个方面进行,其核心是外遇者及其配偶。

(1)分析外遇者的内心世界:外遇者最常见的问题是婚外恋所带来的心理压力和怎样处理婚外恋。咨询师应引导外遇者深入了解自己的内心,探讨自己对爱的真实需要是什么,自己从婚姻中满足了哪些需要,从婚外恋中满足了哪些需要。通过分析,选择对自己最重要的一方。

(2)引导原配从系统的角度看待婚外恋:原配的主要任务则是接受现实,正视问题,明晓要解决的不是所在家庭与第三者的关系问题,而是自己与对方的夫妻关系。

(3)全面评估婚姻:咨询师应引导当事人全面评估当前的婚姻状况。如果夫妻双方依然存在感情基础,咨询师就应该帮助当事人改善夫妻关系。但如果婚外恋的发生是由于夫妻关系早已破裂引起的,当前和好无望,咨询师的主要任务是进行离婚辅导。

(4)适当寻求帮助:遇到挫折时去寻求社会支持是人之常情,但要注意把握寻求帮助的方向和尺度。任何支持和帮助都是有限度的,不要把解决问题的期望全部建立在他人身上,尤其是在婚外恋这个问题上。

(5)咨询师保持中立原则:婚外恋问题是个敏感问题,咨询师自身对它也会有好恶之情。虽然保持婚后感情的专一是中华民族的美德,也是家庭幸福的基础,但在心理咨询中,咨询师绝不能以道德判断代替心理咨询,应尽量保持中立原则。

19. **一夜情的原因** 一夜情是指男女双方在特定情境下因为一时的冲动、爱慕或排遣寂寞等原因而发生的临时性性行为。一夜情产生的主要原因有以下几种。

(1)排解孤独:如果恋人或者配偶长期不在身边陪伴,很多人会孤独寂寞。为了排解孤独选择一夜情,找人来陪伴自己,满足自己对温暖的向往,消除自己对孤独的恐惧。

(2)新鲜好奇:各种媒体上充斥着各种各样关于性的信息,对年轻人形成了极大的诱惑,使他们对性产生了很大的好奇心,再加上没有很强的自制力,往往选择一夜情。

(3)报复:由于对自己的恋人或配偶不满,或者感情受过创伤,对自己爱着(过)的人有极大的怨恨,期望通过与其他异性的一夜情来弥补自己的伤口,报复对方。

(4)满足性欲:持这种动机的人,寻找一夜情就是为了自己赤裸裸的性需求。

20. **网恋的原因** 网恋是借助互联网发展爱情的行为,主要以即时通讯或网络游戏等为平台,通过文字、语言或视频交流而产生感情。网恋产生的主要原因如下:

(1)匿名心理:由于网络具有极强的匿名性,网络用户在与对方的相识、相知、相恋过程中能更加开放自我,更真实地表达自我。即使是性格内向羞涩甚至木讷的人也敢于大胆表露自己的感情,因而大大提高了网恋的"效率"和爱情质量。同时,个体自我暴露越多,就越容易博取对方的信任,也更容易接纳他人。

(2)距离产生美:由于网恋能在一定程度上摆脱物质、相貌、生活习惯等因素的影响,为纯精神的交流提供了完美的空间。

(3)慰藉寂寞：有些人在现实生活中爱情或婚姻屡屡受挫，最终借助虚拟的网络来满足自己情感的需要。

(4)寻求刺激：网恋作为一种新的恋爱方式，与传统的面对面的恋爱方式完全不同。在青少年看来，具有较强的时代性，比较时髦，乐于去体验。

21. **无性婚姻** 是指夫妻间没有生理疾病或意外，却长达一个月以上没有性生活的婚姻。

22. **丁克家庭的成因** 丁克是音译词，意为"双收入、无子女"，指那些夫妻双方有固定收入，具有生育能力却不愿生育的家庭。丁克家庭的主要成因有以下几个方面。

(1)社会经济水平的发展：经济基础决定上层建筑，虽然中国传统社会养儿防老、传宗接代的观念根深蒂固，但改革开放以后社会经济水平的发展、社会保障能力的不断完善以及妇女经济能力的提高，使养儿防老的观念受到了严重冲击。

(2)重视夫妻关系：在传统的家庭关系中，亲子关系重于夫妻关系，夫妻关系以亲子关系为前提，亲子关系也以夫妻关系为必要条件。现代家庭的重心开始转移，夫妻关系在家庭中的地位不断上升，夫妻双方更关注自身的生活质量，注重满足自我的需求。他们开始把爱情放在首位，家庭、子女位居其次。

(3)现代社会的压力：经济、科技的迅猛发展在提升生产力的同时也加速了生活节奏，给父母带来巨大的压力，出于经济上的考虑，越来越多的家庭选择了丁克。

(4)婚育观念的变迁：随着社会的发展，婚姻的生育功能在夫妻心目中的地位开始逐渐下降，生育是两个人的私事，与道德、责任毫无关系，不再是婚姻家庭生活的必需。

23. **心理辅导策略**

(1)分析过去的创伤：弗洛伊德提出，个体的早期成长经历会对现在产生影响。当事人之所以出现不符合传统要求的性心理问题，是由于早期经历的创伤产生未竟情结，在个体成年以后依然影响其心理与行为，致使当事人在婚恋关系中容易迷失自我，产生角色混乱，于是寻求外在的刺激或采取其他错误的行为来进行补偿。对这类心理问题，辅导的重点应放在疏解当事人的创伤情结上。

(2)认识性对婚姻的重要意义：和谐性爱对促进夫妻身心健康、增进夫妻感情具有积极的意义，在此基础上建立的夫妻关系更为稳定。婚外性行为、无性婚姻肯定会影响夫妻感情，加剧夫妻间的矛盾，使双方对婚姻满意度下降，很容易导致家庭破裂。

(3)积极进行沟通：尽管双方的性关系出现障碍，但双方都不应逃避，因为解决的决定权始终在夫妻手中。夫妻双方应本着和谐幸福的原则，积极沟通，去创造幸福。

(4)加强性教育和人格教育：性与人格之间的关系是相互兼容而又互相制约的。家庭、学校、社会应注重将性教育和人格教育结合起来，协调性心理发展与人格发展之间的关系，缩小性成熟与人格成熟之间的不平衡。

(5)丰富业余生活：当事人应多参加业余活动，扩展人际交往圈，以积极的、健康的活动代替不合适的行为。

(6)多种方式享受性爱：夫妻既可以通过传统的性生活方式，也可以通过其他方式满足性与情的需要。夫妻双方要积极探索适合双方的性爱表达方式，促进双方的亲密交流。

（三）本章小结

本章对两个异性从步入恋爱乃至婚姻后，彼此建立了亲密的心理关系、身体关系之后所出现各种婚恋心理现象进行了全面的描述，婚恋不是一男一女随机组合而成的，形成后也不是牢不可破的，它的发展会经历不同的阶段，无论是恋爱、择偶、婚姻、离婚，还是婚外恋等各种现象都有各自独特的表现、成因以及相应的问题。

三、习题

（一）单选题

1. 婚姻制度产生的标志是

A. 杂婚制　　B. 群婚制　　C. 偶婚制
D. 一夫一妻制　　E. 对偶婚制

2. 认为爱情由亲密、激情和承诺三个基本成分组成的是

A. 爱情三角理论　　B. 爱情态度理论　　C. 偶婚制
D. 一夫一妻制　　E. 爱情依恋理论

3. 认为人都是理性的经济人，有趋利避害的一面，倾向于选择与自身条件相似的异性为配偶的理论是

A. 同类匹配理论　　B. 男高女低梯度说　　C. 资源交换理论
D. 父母偶像说　　E. 女高男低梯度说

4. 婚姻稳定性最主要、最直接的预测指标是

A. 主观幸福感　　B. 经济水平　　C. 性关系和谐
D. 婚姻质量　　E. 依恋程度

5. 约翰 · 葛特蒙博士在研究中发现婚姻中容易离婚的高危险期有

A. 一个　　B. 两个　　C. 三个
D. 四个　　E. 五个

6. 婚外恋问题中寻求心理咨询较多的求助者类型是

A. 婚外恋者　　B. 第三者　　C. 原配
D. 婚外恋者和原配　　E. 原配和第三者

7. 学者夏学銮提出，一夜情的发生比较普遍的是

A. 高等学历者　　B. 低等学历者　　C. 中等学历者
D. 中低等学历者　　E. 中高等学历者

8. 在现代社会，婚姻的动机中占动机居第一位的是

A. 爱情　　B. 繁衍后代　　C. 经济
D. 性欲　　E. 依恋

9. 人类婚姻的需要首先是

A. 经济　　B. 性欲　　C. 繁衍
D. 情感　　E. 安全感

10. 下列**不是**婚前性行为的危害是

A. 给婚姻造成不良后果　　B. 损害身心健康
C. 可能造成未婚先孕的严重后果　　D. 双方不容易分手
E. 不会破坏男女之间的感情

（二）多选题

1. 常见的择偶问题有

A. 过分坚持择偶标准　　B. 择偶标准过于理想化　　C. 择偶以自我为中心

D. 择偶太过追求外在美 E. 被别人的看法所左右

2. 引起婚姻冲突的原因主要是

A. 需求不满 B. 文化差异 C. 价值观差异

D. 权责争执 E. 性差异

3. 离婚经历的心理阶段主要包括

A. 矛盾期 B. 犹豫期 C. 裂痕期

D. 戒备期 E. 破冰期

4. 婚姻质量的影响因素包括

A. 沟通状态 B. 婚龄 C. 性生活满意度

D. 子女教育 E. 个人习惯

5. 导致婚外恋的原因主要是

A. 对婚外恋的幻想 B. 外界诱惑 C. 利益因素

D. 婚姻危机 E. 个性因素

（三）名词解释

1. 婚恋心理
2. 一夫一妻制
3. 离婚
4. 网恋
5. 丁克

（四）简答题

1. 简述恋爱的需求和动机。
2. 简述爱情态度理论。
3. 简述择偶问题的心理辅导。
4. 简述婚姻内的性心理问题。
5. 简述婚外恋的心理辅导。

（五）论述题

论述离婚对子女的影响。

四、参考答案

（一）单选题

1. 答案：B

试题分析：从广义的角度来说，群婚制的出现标志着婚姻制度的产生。

2. 答案：A

试题分析：斯腾伯格的爱情三角理论认为爱情由三个基本成分组成，即亲密、激情和承诺。

3. 答案：A

试题分析：同类匹配理论认为人都是理性的经济人，有趋利避害的一面，倾向于选择与自身条件相似的异性为配偶。

4. 答案：D

试题分析：婚姻质量是在一定的社会条件下，夫妻对自身婚姻的主观感知和评价。婚姻质量是婚姻稳定性最主要、最直接的预测指标。

5. 答案:B

试题分析:婚姻中容易离婚的高危险期有两个:第一个高危期在结婚后 5 年左右;第二个高危期在结婚后 16 年左右。

6. 答案:C

试题分析:原配由于受到的心理创伤往往最大,所以求助最多。

7. 答案:A

试题分析:一夜情在学历高者身上比较普遍,因为它主要在网上传播,同时越是高学历的人就越能为自己的行为做合理化解释,从而获得心理的平衡。

8. 答案:A

试题分析:在现代社会,爱情动机居第一位,繁衍后代动机居第二位,经济动机居第三位。

9. 答案:B

试题分析:人类的婚姻动机首先是满足人的性欲,这是人的自然属性的体现。

10. 答案:D

试题分析:婚前性行为的危害主要有三点,即给婚姻造成不良后果、损害身心健康和可能造成未婚先孕的严重后果。

(二)多选题

1. 答案:ABCDE

试题分析:常见的择偶问题有过分坚持择偶标准、择偶标准过于理想化、择偶以自我为中心、择偶太过追求外在美、被别人的看法所左右和过于相信一见钟情。

2. 答案:ACDE

试题分析:婚姻冲突的原因主要有需求不满、价值观差异、权责相争和性差异。

3. 答案:BCD

试题分析:离婚经历的心理阶段包括纠纷期、戒备期、裂痕期、犹豫期和破裂期。

4. 答案:ABCD

试题分析:婚姻质量的影响因素有:沟通状态、婚龄、性生活满意度、子女教育。

5. 答案:ADE

试题分析:婚外恋的成因有对婚外恋的幻想、婚姻危机和个性因素。

(三)名词解释

1. 婚恋心理:两个异性步入恋爱乃至婚姻后,彼此建立了亲密的心理关系、身体关系,在这种亲密关系之下所表现出的独特性心理。

2. 一夫一妻制:又称个体婚制,是指根据一定社会规范的要求,一男一女结为夫妻,任何人在同一时间内不得有两个或两个以上配偶的婚姻制度。

3. 离婚:又称离异、婚姻的解除,是指夫妻双方通过符合法定条件和程序的方式解除婚姻关系,终止夫妻间权利和义务的法律行为。

4. 网恋:是指借助互联网发展爱情的行为,主要以即时通讯或网络游戏等为平台,通过文字、语言或视频交流而产生感情。

5. 丁克:指那些夫妻双方有固定收入,具有生育能力却不愿生育的家庭。

（四）简答题

1. 答案要点：追求真爱；弥补情感空虚；把握机缘；自身价值得到认同；满足好奇心；寻求刺激。

2. 答案要点：罗宾将爱情定义为对特定他人所持有的一种特别的态度。该理论将爱情归于社会心理学的人际吸引，把爱情纳入社会心理学主流内，并指出爱情与喜欢有质的差别，而不只是在量上的程度差异。

3. 答案要点：咨询师要让来访者明确自己的真实需要，进而判断和分析双方是否真心相爱、双方的心理相容度以及双方的交换资源。同时进行心理辅导的时候，要意识到传统观念的影响，及时为来访者指出他们思想中的不合理之处。

4. 答案要点：婚姻内的性心理问题包括 5 个方面：夫妻在性爱过程中的地位不同；夫妻的性需求差异；夫妻性高潮体验的差异；夫妻在性满足后的表现不同；外部因素影响性生活的。

5. 答案要点：引导当事人理性看待问题；全面评估婚姻；从系统的角度看待婚外恋；适当寻求帮助；保持中立原则。

（五）论述题

答案要点：关于离婚对子女的影响主要有两种观点。一种观点是“严重影响说”，认为父母离婚将对孩子产生持久而又深远的伤害。另一种观点是“有限影响说”，承认离婚确实会给孩子造成一些后果，但在父母离婚的家庭中，问题特别严重的孩子并不是多数，且大多数孩子都能从父母离婚的阴影中走出来，很少有持久的负面影响。

（1）离婚对子女的消极影响：离婚家庭的子女承受了许多消极后果，在生活安排、心理素质、学习成绩和品德行为等方面都会受到一定的影响，心理创伤尤其明显。具体表现为：子女的生活可能面临困难；子女的心理发展可能遇到障碍：子女的学业不良；子女的品行不良。

（2）离婚对子女的积极影响：即使婚姻已经破裂，若离异父母能够理性地看待离婚和前配偶，不管是否与孩子一起生活，都不推卸为人父母的责任，父母婚变的经历对孩子的成长也具有积极意义并出现一些正向性的改变。

（谢 姒）

第八章　同性恋现象

一、学习指导大纲

1. **掌握**　同性恋的概念、原因与特征。
2. **熟悉**　同性恋的分类、同性恋相关问题的咨询。
3. **了解**　同性恋在西方和我国的发展历程、社会对同性恋的观念。

二、教材精要

（一）内容简介

本章在解释了同性恋的概念和介绍了同性恋在西方和我国的发展历程之后，对同性恋的分类、成因及特征做了详细说明，介绍社会对同性恋的观念，并细致阐释了同性恋相关问题的咨询。

（二）内容精要

1. 同性恋的概念　同性恋是在正常社会生活条件下，对同性成员在心理、情感和性行为方面持续表现出性爱倾向和吸引，而对异性缺乏或减弱性爱倾向的现象。同性恋作为一种客观的社会现象，其本质与异性恋并无区别，两者属于不同类型的性倾向，都是人类爱的行为表达形式。

2. 同性恋的分类　沿用同性恋的三分法，将其划分为真性同性恋、兼性同性恋和假性同性恋三种类型。

（1）真性同性恋：也叫素质同性恋，属于同性恋研究的主体。他们从小对异性缺乏兴趣，将更多关注和好感指向同性，情感和性欲对象只限于同性。根据性行为的特点，鲁龙光在医学和心理学基础上，把真性同性恋分为意向型、情感型、快乐型和复合型四类。

（2）兼性同性恋：也叫可变性同性恋，此类型的人对男女两性皆可产生性欲，获取性满足，但各自轻重程度有所差异。

（3）假性同性恋：在特性环境和条件下，假性同性恋的性欲和性行为指向同性。但当环境改变或者性心理发展，他们可能会终止同性恋行为，转向异性恋。假性同性恋分为两类：一指境遇性同性恋或偶然性同性恋；二指代偿性同性恋。

3. 同性恋的成因　同性恋的成因极为复杂。

（1）生理因素：20 世纪医学的发展，让更多的研究围绕着性倾向的遗传基因、激素影响和解剖学大脑结构差异三个因素进行探索和实证，以论证同性恋的先天说，但至今并未达成共识。

（2）心理因素：心理学研究主要从精神分析和行为主义两大理论出发，对同性恋现象做出阐释。

（3）社会因素：不同政治文化背景中，对同性恋态度和认识程度的差异，影响着同性恋的形成与发展。

4. 同性恋的特征　同性恋与异性恋除性倾向差异外，其他行为模式和心理指标并无本质区别。由于社会文化背景、公众接受度和认识水平的差异，同性恋的爱情关系、性关系及互动方式又有其自身的特点。受社会文化差异、缺乏相应政策和规范保护等因素影响，同性恋爱中会面临更大压力，关系的持久稳定性可能会受到挑战。

5. 对待同性恋观念的历史　不同国家、民族因性行为与性观念的差异，对同性恋的态度不完全相同，甚至截然相反。即使同一国家在不同发展阶段、不同区域，对同性恋的评价也有所不同。针对同性恋是否合理还没有绝对、公认的标准，但总体而言，社会对同性恋的态度主要有三个观点。

（1）宗教观念：该观念多从神学的角度看到同性恋，多认为同性恋是罪恶的。

（2）疾病观念：该观念将同性恋认为是一种心理或生理疾病。

（3）新型人际关系：该观念弱化同性恋属于心理障碍的观点，认为同性恋属于和异性恋并列的新型人际关系。

6. 当前对待同性恋的观点

（1）罪恶观点：该观点认为同性恋是邪恶的，同性恋者往往道德败坏，存在妖魔化同性恋的倾向。

（2）疾病观点：该观点认为同性恋是一种心理或精神疾病，属于性心理障碍中的性取向障碍，并有相应的诊断和鉴别诊断，同时提出相应的治疗方案与预防措施。

（3）正常行为观点：该观点认为同性恋是一种正常行为，与异性恋本质上无差异。

7. 同性恋可能带来的问题

（1）同性性行为对同性恋者自身躯体健康的影响：同性恋者属于艾滋病易感人群，男同性恋者之间的肛交容易引起艾滋病传播，也容易导致肠道疾病。

（2）同性性行为对同性恋者自身心理健康的影响：在我国目前文化影响下，多数同性恋者一方面受社会舆论、传统文化观念、家庭对同性性行为的否定等压力，另一方面对同性性行为具有不可抗拒的渴望，进而出现不同程度的焦虑、抑郁、自责、内疚、悔恨等情绪和认知，甚至频发自杀念头。

（3）同性恋者对传统家庭存在一定冲击力，对亲人心理健康有一定影响。

（4）同性恋引发的法律、伦理等社会问题：虽然当今社会对同性恋的态度总体趋势呈宽容和理解，但在目前文化影响下同性恋还因财产继承、婚姻权利、子女领养、婚姻内与同性出轨、同性乱伦、同性强奸、同性施虐与受虐等方面涉及法律、家庭与社会伦理。

8. 同性恋相关问题心理咨询原则　鉴于同性恋相关心理问题的特殊性，在具体的心理咨询过程中，除保密原则等一般性心理咨询基本原则以外，还需要注意以下几点：

（1）良好的医患关系的建立：相对于其他心理问题，同性恋涉及的伦理、文化因素较多，如果来访者不信任心理咨询师，很难使心理咨询顺利进行。作为同性恋相关心理问题的咨询，心理咨询师首要工作是与来访者建立相互信任、平等的医患关系。

（2）自愿参与原则：心理咨询是否有效的前提是来访者存在改变的动机。

（3）尊重原则：心理咨询师一定不能对来访者有任何歧视，设身处地地了解来访者的痛苦和遭遇，充分尊重来访者心理咨询的自主权。

（4）循序渐进原则：如果来访者有改变性取向的愿望，在心理咨询过程中要意识到改变性取向绝非一朝一夕的事，需要不断地巩固咨询效果才能达到目的。对于来访者的微小改变也应予以鼓励，切忌急于求成，以免打击来访者的求助愿望。

（5）家庭共同参与原则：同性恋当前的心理问题形成绝非孤立事件，除先天遗传、社会大环境等因素外，家庭因素也是重要因素，如条件允许，心理咨询过程中应鼓励家人共同参与同性恋性取向的改变。

（6）注意同性恋诊断的影响：这是同性恋问题诊疗过程中存在的一个特殊伦理问题，涉及同性恋是否属于一种疾病、给来访者贴标签等方面的讨论。

9. 同性恋性取向常用的心理咨询与治疗方案

（1）厌恶疗法：该方法是目前针对同性恋者常用的行为疗法之一，即将某种惩罚性的刺激与同性性冲动建立条件反射。一旦同性恋者出现同性性冲动或性行为便会产生被惩罚的体验，通过令人厌恶、痛苦的体验以减少同性恋者的同性性行为，直到消失。需要指出，这种治疗方法，对于减少同性恋者同性性行为有一定效果，但对转变为异性恋效果欠佳。此外，厌恶疗法的治疗方向难以预测，治疗过程中也存在将同性恋者推向同性性受虐症的可能。最后，厌恶疗法对于存在性取向困惑的青春期来访者效果较好，对于真性同性恋者仅能做到暂时压制同性性冲动，长期效果存疑。基于上述原因，针对同性恋者的临床心理咨询与治疗时应慎用厌恶疗法。

（2）认知行为疗法：在全面了解同性恋者的基础上，针对其遇到的问题予以一般性的指导、解释及情感的疏导。

（3）配对 - 淡化法：本方案主要目的是使同性恋者将对同性的性兴奋逐渐转为对异性的性关注。操作过程中注意先让同性恋者观看同性照片以唤起性兴奋，当性兴奋发生后立刻以异性照片替代同性照片，从而将性兴奋的余波转移至异性身上。通过反复多次训练，使同性恋者能够逐渐对异性产生性兴奋。

（4）认识领悟疗法：相关研究表明，认识领悟疗法结合厌恶疗法对矫正同性恋者效果较好。在治疗过程中，首先要与同性恋者建立相互尊重的医患关系，使其信任心理治疗师，树立治疗信心；其次，鼓励与同性恋者讨论同性性行为对自己、家人和社会造成的危害，达到真正的领悟；再次，要调整同性恋者的焦虑、抑郁等负性情绪，对于受困于自身性取向的同性恋者可适当予以抗焦虑、抗抑郁类药物；在认识领悟疗法实施的基础上可结合厌恶疗法；最后，增加其与异性接触的机会，鼓励其参加各类社交活动，提升其对异性的关注。

（5）催眠疗法：1962 年比伯报告，长期催眠疗法对少数同性恋者有较好的效果。在对同性恋者进行心理干预的同时，还要注意对其焦虑、抑郁、适应不良等心理问题进行治疗。

（三）本章小结

本章详细地介绍了同性恋的概念、分类等基本知识，解释了同性恋的成因，同性恋的形成是十分复杂的，是生理、心理、社会多种因素共同作用的结果，不同时期社会对同性恋的观念也不同，并对同性恋相关心理问题的咨询原则和治疗方案做了详细地描述。

三、习题

（一）单选题

1. 标志着现代同性恋权利运动的开端的是 1969 年的

A. 石墙运动　　B. 民权运动　　C. 格林威治运动

D. 反主流文化运动　　E. 世界同性恋运动

2. 把同性恋分为实质性同性恋和精神性同性恋，按照的划分标准是

A. 角色扮演　　B. 爱情伦理　　C. 性质不同

D. 稳定性　　E. 性爱水平

3. 认为同性恋是更倾向于一种柏拉图式爱恋，停留在精神层次，未有实质性的性接触的是

A. 情感型　　B. 快乐型　　C. 意向型

D. 复合型　　E. 假性

4. 认为同性恋从心理和外显行为上都表现出了对同性的爱慕和性欲，他们对恋爱往往稳定而专一的是

A. 情感型　　B. 快乐型　　C. 意向型

D. 复合型　　E. 真性

5. 素质性同性恋是同性恋研究的主体，也叫

A. 真性同性恋　　B. 假性同性恋　　C. 兼性同性恋

D. 复合型同性恋　　E. 快乐型同性恋

6. 与所在后天环境和个体特殊经历密切相关，长期身处单性别环境或者很少有接触异性的机会，在情感和性欲上对异性苛求而得不到满足，继而以同性作为替代的是

A. 境遇性同性恋　　B. 情境性同性恋　　C. 代偿性同性恋

D. 兼性同性恋　　E. 复合型同性恋

7. 以男性居多，性对象通常因具有某种特质而增强他们性兴奋度，满足特殊偏好的需求的是

A. 意向型同性恋　　B. 情感型同性恋　　C. 快乐型同性恋

D. 复合型同性恋　　E. 真性

8. 西方国家普遍对同性恋较为宽容，举行了世界第一对同性恋婚礼的是

A. 英国　　B. 荷兰　　C. 美国

D. 瑞士　　E. 瑞典

9. 弱化同性恋属于心理障碍，认为同性恋属于和异性恋并列的人际关系的观点是

A. 宗教观念　　B. 疾病观念　　C. 新型人际关系

D. 正常行为观点　　E. 旧型人际关系

10. 作为同性恋相关心理问题的咨询，心理咨询师首要工作是

A. 尊重来访者　　B. 鼓励来访者家庭成员参与

C. 注意同性恋诊断的影响　　D. 与来访者建立信任关系

E. 与来访者家庭成员建立信任关系

（二）多选题

1. 同性恋成因的三个核心因素是指

A. 生理因素　　B. 个人因素　　C. 心理因素

D. 社会因素　　E. 其他因素

2. 当前对待同性恋的观点有

A. 宗教观点　　B. 新型人际关系　　C. 疾病观点

D. 正常行为观点　　E. 罪恶观点

3. 家庭作为社会的基本单位，对性倾向的形成起着重要作用，与个体成年后的性倾向有关的因素是

A. 父母对孩子的性别期待偏差　　B. 性别无差异化教育模式

C. 父母过度溺爱或冷漠　　D. 性心理中某个阶段的抑制

E. 早年创伤性的性体验

4. 同性恋可能带来的问题有

A. 对自身躯体健康的影响　　B. 对自身心理健康的影响

C. 对传统家庭结构存在一定冲击力　　D. 引发法律、伦理等社会问题

E. 对亲人心理健康有一定影响

5. 转变同性恋性取向常用的心理咨询与治疗方案有

A. 厌恶疗法　　B. 认知行为疗法　　C. 配对 - 淡化法

D. 认识领悟疗法　　E. 催眠疗法

（三）名词解释

1. 同性恋
2. 真性同性恋
3. 假性同性恋
4. 兼性同性恋
5. 厌恶疗法

（四）简答题

1. 简述同性恋的成因。
2. 简述同性恋的特征。
3. 简述当前对待同性恋的观点。
4. 简述同性恋可能带来的问题。
5. 简述同性恋相关问题心理咨询原则。

（五）论述题

转变同性恋性取向常用的心理咨询与治疗方案。

四、参考答案

（一）单选题

1. 答案：A

试题分析：1969 年的石墙运动标志着现代同性恋运动的开端。

2. 答案：B

试题分析：从爱情伦理角度，同性恋分为实质性同性恋和精神性同性恋。前者指与同性产生爱情并实施性关系；后者是对同性的爱慕或性爱倾向，但无性行为。

3. 答案：C

试题分析："意向"作为一种愿望或欲望的倾向，是停留在意识层面，并未付诸行动的过程。意向型同性恋更倾向于一种柏拉图式爱恋，停留在精神层次，未有实质性的性接触。

4. 答案：A

试题分析：情感型同性恋从心理和外显行为上都表现除对同性的爱慕和性欲，他们对恋爱往往稳定而专一。

5. 答案：A

试题分析：真性同性恋，也叫素质性同性恋，有学者认为这类人群同性性倾向是天生的，不可改变的，属于同性恋研究的主体。

6. 答案：A

试题分析：境遇性同性恋与所在后天环境和个体特殊经历密切相关，长期身处单性别环境或者很少有接触异性的机会，在情感和性欲上对异性苛求而得不到满足，继而以同性作为替代。。

7. 答案：D

试题分析：复合型同性恋以男性居多，性对象通常因具有某种特质而增强他们性兴奋度，满足特殊偏好的需求。

8. 答案：B

试题分析：西方国家普遍对同性恋较为宽容，如早在 1983 年，荷兰举行世界第一对同性恋婚礼。

9. 答案：C

试题分析：新型人际关系观念弱化同性恋属于心理障碍度的观点，认为同性恋属于和异性恋并列的新型人际关系。

10. 答案：D

试题分析：作为同性恋相关心理问题的咨询，心理咨询师首要工作是与来访者建立相互信任、平等的医患关系。

（二）多选题

1. 答案：ACD。

试题分析：同性恋的成因极为复杂，主要与生理因素、心理因素、社会因素有关。

2. 答案：CDE。

试题分析：当前对待同性恋的观点有罪恶观点，疾病观点和正常行为观点。罪恶观点认为同性恋是邪恶的，疾病观点认为同性恋是一种心理或精神疾病，正常行为观点认为同性恋是一种正常行为，与异性恋本质上无差异。

3. 答案：ABC

试题分析：家庭作为社会的基本单位，对性倾向的形成起着重要作用。研究指出个体成年后的性倾向与下列因素有关：①父母对孩子的性别期待偏差、反性别抚养方式；②性别无差异化教育模式；③同伴关系影响；④父母的过度溺爱或冷漠对待形成爱的缺失。

4. 答案：ABCDE

试题分析：同性恋可能带来的各类问题如下：同性性行为对同性恋者自身躯体健康的影响，同性性行为对同性恋者自身心理健康的影响，同性恋者对传统家庭结构存在一定冲击力，对亲人心理健康有一定影响，同性恋引发的法律、伦理等社会问题。

5. 答案：ABCDE

试题分析：转变同性恋性取向常用的心理咨询与治疗方案有厌恶疗法、认知行为疗法、配对 - 淡化法、认识领悟疗法和催眠疗法。

（三）名词解释

1. 同性恋：同性恋是在正常社会生活条件下，对同性成员在心理、情感和性行为方面持续表现出性爱倾向和吸引，而对异性缺乏或减弱性爱倾向的现象。

2. 真性同性恋：也叫素质同性恋，属于同性恋研究的主体。他们从小对异性缺乏兴趣，将更多关注和好感指向同性，情感和性欲对象只限于同性。

3. 兼性同性恋：也叫可变性同性恋，此类型的人对男女两性皆可产生性欲，获取性满足，但各自轻重程度有所差异。

4. 假性同性恋：在特性环境和条件下，假性同性恋的性欲和性行为指向同性。但当环境改变或者性心理发展，他们可能会终止同性恋行为，转向异性恋。假性同性恋分为两类：一指境遇性同性恋或偶然性同性恋；二指代偿性同性恋。

5. 厌恶疗法：该方法是目前针对同性恋者常用的行为疗法之一，即将某种惩罚性的刺激与同性性冲动建立条件反射。一旦同性恋者出现同性性冲动或性行为便会产生被惩罚的体验，通过令人厌恶、痛苦的体验以减少同性恋者的同性性行为，直到消失。

（四）简答题

1. 答案要点：同性恋的成因极为复杂，学者们试图从医学、生理学、社会学和心理学等多个学科中寻找答案，也曾运用交叉研究进行解释，但至今并无统一定论。李银河将同性恋现象成因分为先天说和后天说，而这与生理因素、心理因素和社会因素三个核心因素密不可分。

2. 答案要点：同性恋与异性恋除性倾向差异外，其他行为模式和心理指标并无本质区别。由于社会文化背景、公众接受度和认识水平的差异，同性恋的爱情关系、性关系及互动方式又有其自身的特点。受社会文化差异、缺乏相应政策和规范保护等因素影响，同性恋爱中会面临更大压力，关系的持久稳定性可能会受到挑战。

3. 答案要点：

罪恶观点：该观点认为同性恋是邪恶的，同性恋者往往道德败坏，存在妖魔化同性恋的倾向。

疾病观点：该观点认为同性恋是一种心理或精神疾病，属于性心理障碍中的性取向障碍，并有相应的诊断和鉴别诊断，同时提出相应的治疗方案与预防措施。

正常行为观点：该观点认为同性恋是一种正常行为，与异性恋本质上无差异。

4. 答案要点：同性性行为对同性恋者自身躯体健康的影响；同性性行为对同性恋者自身心理健康的影响；同性恋者对传统家庭存在一定冲击力，对亲人心理健康有一定影响；同性恋引发的法律、伦理等社会问题。

5. 答案要点：良好的医患关系的建立；自愿参与原则；尊重原则；循序渐进原则；家庭共同参与原则；注意同性恋诊断的影响。

（五）论述题

答案要点：

厌恶疗法：该方法是目前针对同性恋者常用的行为疗法之一，即将某种惩罚性的刺激与同性性冲动建立条件反射。一旦同性恋者出现同性性冲动或性行为便会产生被惩罚的体验，通过令人厌恶、痛苦的体验以减少同性恋者的同性性行为，直到消失。需要指出，这种治疗方法，对于减少同性恋者同性性行为有一定效果，但对转变为异性恋效果欠佳。

认知行为疗法：在全面了解同性恋者的基础上，针对其遇到的问题予以一般性的指导、解释及情感的疏导。

配对 - 淡化法：本方案主要目的是使同性恋者将对同性的性兴奋逐渐转为对异性的性关注。操作过程中注意先让同性恋者观看同性照片以唤起性兴奋，当性兴奋发生后立刻以异性照片替代同性照片，从而将性兴奋的余波转移至异性身上。通过反复多次训练，使同性恋者能够逐渐对异性产生性兴奋。

认识领悟疗法：相关研究表明，认识领悟疗法结合厌恶疗法对矫正同性恋者效果较好。

催眠疗法：1962年比伯报告，长期催眠疗法对少数同性恋者有较好的效果。在对同性恋者进行心理干预的同时，还要注意对其焦虑、抑郁、适应不良等心理问题进行治疗。

（谢 姒）

第九章　性心理障碍

一、学习指导大纲

1. **掌握**　性心理障碍的概念、基本特点。
2. **熟悉**　常见性心理障碍的临床表现、诊断要点。
3. **了解**　常见性心理障碍的成因、咨询与治疗。

二、教材精要

（一）内容简介

本章在重点介绍性心理的概念和基本特点后，从总体上叙述了性心理障碍可能带来的家庭与社会问题；对性心理障碍的常见类型的临床表现与诊断要点进行了详细的阐述。并对相对重要的性心理障碍，如男性易性症、女性易性症、恋童症、性瘾症等的成因和治疗做了细致的描述。

（二）内容精要

性心理障碍也称为性变态，泛指明显偏离常态的性心理和性行为的一组心理障碍，并以此为性满足、性兴奋的唯一或主要方式，不同程度地干扰了正常的性活动。性心理障碍是一种异常行为，如果发生会给当事人及其家庭带来巨大的心理压力，影响家庭的和谐与幸福。

1. 性心理障碍的基本特点　就性心理障碍而言，其临床表现虽有所不同，但都具有以下共同特点：

（1）性心理障碍患者大多数并非性欲亢进者：相关研究表明，大部分性心理障碍者性欲低下。

（2）性心理障碍患者大多数并非道德败坏之徒：绝大多数性心理障碍者社会适应良好，人际关系正常，他们对自身触犯社会规范和道德观念的不良行为多怀有内疚、悔恨之心。

（3）性心理障碍患者没有突出的人格障碍和人格异常：性心理障碍与病态人格存在一定的联系，但进一步研究表明，性心理障碍患者并不具备人格障碍的基本特点。

（4）性心理障碍患者对自身异常的性行为方式具有充分的辨认能力与削弱的控制能力：性心理障碍患者异常性行为后多怀有愧疚之心，有时也会对自己的异常性行为加以控制，试图改变，但无能为力。

（5）性心理障碍患者大多数在儿童早期有不良的经历或家庭环境：性心理障碍患者叙述个人史时，绝大多数都会提到早年关于性方面的异常经历和家庭环境的不良因素。

2. 性心理障碍带来的家庭与社会问题　一般而言，如果性心理障碍患者的异常性行为未对他人造成影响，不损害第三方利益，社会一般默许其存在。但如果因异常性行为导致民事、刑事纠纷，同样会追究相应的法律责任。性心理障碍可能带来的各类问题具体如下：

（1）性心理障碍对患者自身躯体健康的影响：如性受虐症患者肉体常受到施虐者的撕咬、捆绑等伤害，甚至有施虐者导致受虐者窒息死亡的报道。

（2）性心理障碍对患者自身心理健康的影响：多数性心理障碍患者受社会舆论、伦理道德等影响会出现不同程度的焦虑、抑郁、悔恨、自责等情绪和不良认知。如部分露阴症、窥阴症患者对自己的行为深恶痛绝而自责。

（3）性心理障碍影响婚姻稳定、家庭和谐及配偶的心理健康：有研究表明，性心理障碍患者的配偶心理健康水平明显低于普通人群。

（4）性心理障碍患者对社会治安会造成一定影响：如露阴行为、窥阴行为不利于社会精神文明建设，如性施虐症、恋童症，甚至可能造成杀人、强奸等恶性事件。

3. 男性易性症

（1）临床表现与诊断

临床表现：男性易性症患者在心理上以女性自居，会模仿女性姿态，甚至涂口红、画眉毛，喜欢选择女性的工种和业余爱好，喜爱做饭、缝纫、料理家务等。他们厌恶自己的性器官并有持续性的阉割企图以改变性别。

ICD-10 诊断要点

1）持久和强烈地为自己是男性而痛苦，渴望自己是女性（并非因看到任何文化或社会方面的好处而希望成为女性）或坚持自己是女性，并至少有下列 1 项：①专注于女性常规活动，表现为偏爱女性着装或强烈渴望参加女性的游戏或娱乐活动，拒绝参加男性的常规活动；②固执地否定男性解剖结构，至少可由下列 1 项证实：断言将长成女人（不仅是角色方面）；明确表示阴茎或睾丸令人厌恶；认为阴茎或睾丸即将消失或最好没有。

2）上述障碍至少已持续 6 个月。

（2）病因：易性症的发生机制尚未明确，目前较为理想的解释是将生物、心理、社会因素综合地进行考虑。

1）胚胎发育时性激素的影响：从胚胎学的角度看，胎儿的性腺结构在发生初期是倾向于形成女性性器官的，只是由于 Y 染色体的作用，才引起男性性腺——睾丸和雄激素的产生，这发生于胚胎的第 6 周。在缺乏胎儿雄激素的情况下，胎儿的女性化倾向就继续发展下去，形成女性表型。

2）"母子结合"作用：母亲对婴儿的哺育使母亲的形象占据婴儿的整个心灵，一种女性化的倾向不论在男婴或女婴身上都会建立起来。这种哺育过程不恰当地延长或与母亲过于亲密是造成男孩性别认同紊乱的潜在危险。

3）家庭因素：一些患者的家长偏爱女孩，从小将患者以女孩打扮、抚养，从言谈举止到感情都倾向女性，久而久之患者便习惯于扮演与自己生理性别不同的角色，并可能造成性别认同上的紊乱。

4）自身形象和社会因素：由于患者的长相、性格、行为等方面自幼与异性儿童相像，喜欢做异性做的事，被周围的人称为"娘娘腔"，这会对男孩的心理造成不良暗示，从而产生变性思想。

5）精神因素：为继发性易性症发生的主要原因。患者往往经历了情感挫折，特别是长时间无夫妻生活后可能产生性别转换的逆反心理。

（3）咨询与治疗：心理治疗与手术治疗相结合。

4. **女性易性症**

（1）临床表现与诊断

临床表现：同男性易性症患者一样，女性患者也尽力在衣着、声音、动作、爱好和社交行为上装得像男性。

ICD-10 诊断要点：持久和强烈地因自己是女性而感到痛苦，渴望自己是男性（并非因看到任何文化或社会方面的好处而希望成为男性）或坚持自己是男性，并至少有下列 1 项：①固执地表明厌恶女装，并坚持穿男装；②固执地否定女性解剖结构，至少可由下列 1 项证实：明确表示已经有或将长出阴茎；不愿取蹲位排尿；明确表示不愿意乳房发育或月经来潮；上述障碍至少已持续 6 个月。

（2）病因：女性易性症患者发生机制亦不明确，可能有以下原因：

1）胚胎发育时性激素的影响：女性易性症患者的雄激素分泌过多，可能为宫内发育时激素异常而造成的性身份障碍。

2）家庭因素：偏爱男孩的家长从小将患者以男孩打扮、抚养，从言谈举止到感情都像男性倾向，在得不到母爱时与父亲有更多的生活接触。受父亲气质和言行影响较大，潜移默化地模仿了男人的气质和行为方式。

3）自身形象和社会因素：由于患者的长相、性格、行为等方面自幼与男孩相像（如体格强壮有力，皮肤粗糙，体毛黑长，容貌不够秀丽漂亮等），喜欢做男性做的事，被周围的人称之为“假小子”，从而产生变性思想。

4）精神因素：有些多病的女孩想模仿动画中强壮的武生或超人，具有驱走病魔的力量，自我暗示的力量引导着易性的发展。或患者经历了情感挫折，特别是长时间无夫妻生活而产生性别转换的逆反心理。

（3）咨询与治疗：易性症的治疗效果很大程度上取决于被治疗者自己接受治疗的态度和主动性，采取心理治疗与手术治疗相结合的方式。

5. **恋物症**　是反复出现以通过与异性使用过的物品或异性躯体某个部位的接触，获得性兴奋和性满足的一类性偏好障碍。

（1）恋物症的临床表现：目前此病仅见于男性，其所恋物品均为直接与异性身体接触的东西，如内裤，通过抚摸这类物品伴以手淫，或性交时自己使用，或要求性对象持此物品获得性满足，但对刺激生殖器的性道具使用的爱好不属于此病。正常男性在某些特殊情况或针对某些特殊的对象可能也会存在类似的表现，但如果恋物行为引起性兴奋优先于正常的性行为，则被认为属于病态。

（2）ICD-10 诊断要点

1）以某些非生命物体作为性唤起及性满足的刺激物。恋物对象多为人体的延伸物，如衣物或鞋袜。其他常见的对象是具有某类特殊质地的物品，如橡胶、塑料或皮革。迷恋物的重要性因人而异：在某些病例中仅作为提高以正常方式获得的性兴奋的一种手段（如要伴侣穿上特殊的衣服）。只有当迷恋物是性刺激的最重要的来源或达到满意的性反应的必备条件时，才能诊断为恋物症。

2）恋物性的幻想很常见，但除非它们引起了显著强制性、无法接受的仪式性动作，以至干扰了性交，造成个体痛苦，否则不足以诊断为此种障碍。

6. **异装症**　是指正常异性恋者表现对异性衣着的特别喜爱，反复出现穿戴异性服饰的强烈欲望并且付之行动，通过此类活动获得性兴奋，如抑制此类行为可引起情绪明显不安的一种性偏好障碍。目前此病多见于男性，也有少数女性异装症病例的报道。

（1）临床表现：患者的异装行为多始于童年或青春期，患者因某些原因穿一、两件异性服饰，后逐渐增加服饰件数。此类患者身着异性服饰时多伴有手淫行为，或以此作为性交前唤起性兴奋的方式。异装症患者的异装行为多在私下进行，例如在自己家中无人时换上异性服饰自我欣赏，或在符合自己身份的服饰下，穿着异性服饰外出，部分患者甚至在公开场合穿戴异性服饰、首饰、鞋。此类患者性取向正常，但因自身的性偏好问题极易引起婚姻冲突，并因此寻求心理咨询，而其伴侣也大多感到耻辱和痛苦，不过也有少数异装症患者的伴侣主动帮助求助。

（2）ICD-10 诊断要点

1）穿着异性服装主要是为了获得性兴奋。

2）这一障碍与单纯的恋物症不同：他们所迷恋的衣物不仅是穿戴，而是打扮成异性的整个外表。通常不止穿戴一种物品，常为全套装备，包括假发和化妆品等。恋物性异装症与异性装扮症不同，前者清楚地伴有性唤起，一旦达到性高潮，性唤起开始消退时，便强烈希望脱去异性服装。

7. **露阴症**　其主要特点为长期、多次在公共场合对陌生异性，特别是陌生中、青年妇女、少女，暴露自己的生殖器，以获取性兴奋和性满足，可同时伴有手淫行为，但没有进一步的性活动要求。如果目击者表现为震惊、恐惧、惊讶，甚至尖叫、晕厥，露阴者性兴奋常会增加。

（1）临床表现：是较为常见的性偏好障碍，目前几乎仅见于异性恋男性，国外偶尔有女性露阴症患者暴露自己的乳房或不穿内裤的病例报道。露阴症患者性生活或多或少存在障碍，露阴时不伴有性暴力。

此病通常发病于青春期，发生高峰期在 25~29 岁。患者的露阴行为多出现于春季，患者出没于黄昏时的林荫小路、郊区、街道、公园、教室等偏僻、人烟稀少处，也有的露阴症患者会选择较为拥挤但逃跑方便的场所。露阴症患者在露阴之前往往有强烈、难以抑制的欲望和紧张感，而在露阴之后会感到轻松，但同时会产生悔恨感或担心被抓的恐惧感。患者在症状间歇期也会产生克服露阴行为的想法，但在出现露阴冲动时，又无法控制自己而反复出现露阴行为，其症状通常会长期保持。露阴症患者除露阴外，其他方面无明显异常，多数露阴症患者可以结婚，且没有越轨等不良行为，但大部分露阴症患者性功能低下或缺乏正常的性行为，部分患者明确表示对性生活没有兴趣。

（2）临床类型：根据露阴症患者的年龄可将露阴症分为如下三类。

1）幼稚型露阴症：多见于儿童、青少年，一旦出现，有可能反复出现。

2）衰老型露阴症：多见于中老年人，因性功能衰退而以露阴获得性兴奋。

3）青壮年露阴症：以青壮年为主，是目前最常见的露阴症，多伴有性功能障碍。

（3）ICD-10 诊断要点

1）向陌生人（通常为异性）或公共场合的人群暴露生殖器的一种反复发作或持续存在的倾向，但并无进一步勾引或接近的意图。

2）露阴症几乎仅见于异性恋的男性，将生殖器暴露给成年妇女或少女，通常在公共场合，并与对方保持安全的距离。

8. **窥阴症**　也称窥淫症，是指长期、反复窥视异性裸体、下半身、性活动，有时在窥视同时或事后回忆伴有手淫行为，并以此获得性兴奋的病症。

（1）临床表现：本病仅见于男性，大多数患者无性生活经历或性生活不满意。窥阴症患者反复潜入女厕所、女更衣室、寝室、私宅附近，从门缝、窗户外偷看，或通过望远镜偷窥，甚至携带反光镜进入粪池、臭水沟窥视女性排泄、更衣、洗浴或性生活。窥阴症患者在窥视的同时可伴有手淫行为，或通过偷窥获得性兴奋后与另外的女性性交。除少量因其他精神疾病继发偷窥行为的患者事后攻击偷窥对象的病例报道外，绝大多数窥阴症患者对所偷窥的女性无进一步性要求和攻击行为，相反，这类患者并非胆大妄为之徒，多胆小怕事，异性交往存在障碍，缺乏正常性生活，甚至有些窥阴症患者伴有阳痿。

（2）ICD-10诊断要点

1）一种反复出现或持续存在的，窥视他人性活动或亲昵行为如脱衣的倾向，并以此作为唯一或主要的性唤起方式的行为。

2）通常引起性兴奋和手淫，这些活动是在被窥视者察觉不到时进行的。

9. **性施虐与受虐症**　性施虐症是在性交之前、过程中或结束后，习惯性地向性活动对象长期、反复的施加精神与肉体的凌辱，并以此作为获取性兴奋的唯一方式的一类性偏好障碍。性受虐症是指长期、反复要求性活动对象对自己施加伤害、侮辱，并以此体验作为引起性兴奋、获得性满足的唯一方式的一类性偏好障碍。

（1）性施虐症患者多为男性，但女性患者也不少见，绝大多数性施虐症患者为异性恋，也有少数同性性虐案例的报道。与大多数性偏好障碍有所不同，性受虐症男、女均可发生，既可见于异性恋，也可见于同性恋。

（2）ICD-10诊断要点

1）将捆绑、施加痛苦或侮辱带入性活动的一种偏好。如果个体乐于承受这类刺激，便称为受虐症；如果是施与者，便称为施虐症。个体常常从施虐和受虐两种活动中获得性兴奋。

2）在正常的性活动中，也常有轻度的施虐受虐刺激用来增强快感。只有那些以施虐受虐活动作为最重要的刺激来源或性满足的必备手段时，才可使用本类别。

3）性施虐症有时很难与性接触中的残暴行为或与色欲无关的愤怒相区别。只有当暴力是性唤起的必备条件时，诊断才可确立。

10. **摩擦症**　是指长期、反复在拥挤场合，趁异性不备，通过触摸异性的身体，或在异性身上摩擦生殖器，以引起性兴奋、获得性满足的一种性偏好障碍，又称挨擦症。

摩擦症患者经常出没于拥挤的场所，如公交车、地铁、电影院、大型商场，在这些人多、容易逃脱的场所伺机摩擦，以获得性快感。被摩擦对象均为陌生女性，不会骚扰熟人。同大多数性偏好障碍相似，摩擦症患者没有与摩擦对象性交的欲望，不求进一步的接触，因此，摩擦症患者与道德败坏的流氓存在本质区别。摩擦症患者日常生活、社会工作、人际交往等方面无显著异常，多数患者可以结婚，但性生活多比较冷淡，其性快感多从摩擦中获得。

11. **恋童症**　是成年人长期多次以儿童或性发育尚未成熟的少年为性行为对象，靠猥亵或奸污他们来引起性兴奋与获得性满足，而对成年异性则相对或完全缺乏性兴趣的一种性心理障碍。

（1）临床表现：恋童症通常都有婚姻关系长期失和、性生活不圆满的历史，使患者对成年异性的性欲显著减退，并逐渐转为以儿童为性爱对象。他们常伴有阳痿或对成年异性的性恐惧或患有性功能障碍或性无能，潜意识中对成年异性怀有敌意、愤恨或报复欲，常伴有焦虑或抑郁情绪。恋童症者的对象一般都是自己熟识的，例如亲戚、朋友或邻居家的小孩，或是经由其他渠道原已结识者，以完全陌生者为对象的情况极为少见。

（2）恋童症和对儿童的性侵犯或性骚扰的区别：性侵犯是一种为减轻个人性冲动而针对未成年儿童的偶发的犯罪行为。恋童症者则是在具有正常成年人性生活机会的前提下迷恋或依赖儿童来唤起性欲的心理变态。

（3）ICD-10 诊断要点

1）成年人长期多次靠恋童行为来引起性兴奋与获得性满足。

2）对成年对象的性欲显著减退或完全丧失。

（4）成因与问题：发生机制尚不清楚。

1）精神动力学认为恋童症的发生与童年期客体心理及性心理发育不良有关。在患者的潜意识里，被恋的儿童代表“自恋性客体”，是“自我”的“镜像”，通过恋童行为可以增强自信与减轻不安全感。

2）行为学派则认为恋童行为是在长期遭受心理挫折的背景下逐渐养成的不良习惯，亦即逐渐建立了性变态行为的条件反射。

（5）咨询与治疗：采用调查、反驳和角色扮演打破当事人的否认心理，让其正视和承认对儿童性犯罪的行为，承担所发生行为的责任。恋童症是一种很难治好的障碍，一般疗效欠佳。

12. **恋兽症**　又称兽奸症或兽恋，是与动物进行性活动作为经常的、偏爱的、甚至是唯一的满足性欲方式的一种性心理障碍。

（1）ICD-10 诊断要点：多次与动物发生性行为，而对人类的性欲则显著减弱或完全缺乏；症状持续时间至少 6 个月。

（2）成因与问题

1）精神动力学派认为兽奸症是性心理发育不成熟的表现，与潜意识活动中的阉割焦虑及移植机制有关。

2）行为学派认为这类患者大多自幼即喜亲近某种动物，在性生理迅速发育的青春期由于得不到正确和及时的性教育，不懂得对性冲动的调节，在与动物接触中曾偶然获得性兴奋，尔后由于一再重复此类行为，终于养成固定习惯。

（3）咨询与治疗：大多数恋兽癖者在获得与异性成功的性生活后，其变态行为将自行消退。患者如有求治要求，可给予心理治疗。行为治疗一般具有良好疗效，精神分析可以消除迁延至成年期的恋兽行为。对于低智能的或精神不正常的人应该引导其使用手淫自慰的方法来释放性的压力。

13. **性瘾症**　又叫性高潮瘾，全称性爱成瘾症，是指个体出现强烈的、被迫的连续或周期性的性冲动行为，如果这些性冲动得不到满足，就会焦虑不安的一种性心理障碍。

（1）临床表现：性瘾可分为三个级别。

1）第一级：指那些可以得到社会容忍的行为，比如手淫等，没有侵害到他人；

2）第二级：涉及一些侵犯他人的性活动，比如当着异性的面暴露生殖器官，或偷看异性的私密部位；

3）第三级：指强奸、乱伦以及对儿童进行性侵犯，属于犯罪。

（2）成因与问题：性瘾症的发生机制可能有：①体内激素分泌紊乱；②家庭因素；③社会环境的影响；④利用性来证明自己的魅力，性伙伴越多越能让他自信；⑤儿童期受虐待的后果之一。

(3)咨询与治疗：性瘾症治疗的关键是做好心理调适，重建和谐的人际关系，尤其是与伴侣的亲密关系。

14. 其他

(1)恋尸症(necrophilia)又称恋尸狂，即通过与异性尸体(多为新近死亡的尸体)性交以满足性欲的性偏好障碍。

(2)猥亵电话症是指通过电话与异性谈论色情内容(部分患者同时伴有手淫)以获得性兴奋的性偏好障碍。

(3)猥亵书写症患者临床表现及特点与猥亵电话症相似，多通过书信或在公共厕所等场合涂鸦，但一般没有明确猥亵对象。

(4)色情狂指通过病态的性幻想以满足性欲的男性。

(5)慕男狂(furor uterinus)指通过病态的性幻想以满足性欲的女性。

(三)本章小结

本章详细介绍了性心理障碍的概念及基本特点，对性心理障碍的各种类型做了细致的描述。性并不总是快乐、美妙的，有时也会出现异常性行为，甚至各类性心理障碍。性心理障碍是一种异常行为，如果发生会给当事人及其家庭带来巨大的心理压力，影响家庭的和谐与幸福。因此，对于这类问题，应当受到全社会的重视，积极治疗和干预。

三、习题

(一)单选题

1. 以下有关性心理障碍患者的说法，正确的是
   A. 性心理障碍患者多有人格障碍
   B. 性心理障碍患者多数性欲低下，甚至不能进行正常的性生活，家庭关系往往不和谐
   C. 性心理障碍患者发生违法行为，可不追究其责任
   D. 性心理障碍的患者对自己的行为缺乏充分的辨认能力
   E. 性心理障碍患者仅少数在儿童早期有不良的经历和家庭环境
2. 关于易性症，以下正确的是
   A. 易性症患者为自己的性别而深感痛苦，但不要求改变性别的生理特征
   B. 易性症患者性爱倾向为异性恋
   C. 易性症患者的治疗以手术治疗为主，无需心理治疗
   D. 易性症患者有改变本身性别的解剖生理特征以达到转换性别的强烈愿望
   E. 易性症患者的性爱倾向为同性恋
3. 对异性衣着特别喜爱，反复穿戴异性服饰由此引起性兴奋，最恰当的诊断为
   A. 异装症　　B. 易性症　　C. 同性恋
   D. 恋物症　　E. 露阴症
4. 关于恋物症，以下**错误**的是
   A. 此症患者仅见于男性
   B. 多起病于成年期
   C. 恋物的对象多为人体的延伸物，如衣物，鞋袜等
   D. 此症患者常常将迷恋物作为性刺激或获得性兴奋的最重要的来源

E. 大多数患者性功能低下，一般无暴力行为

5. 关于露阴症，以下**错误**的是

A. 此症患者几乎仅见于男性

B. 长期、多次在公共场合对异性暴露自己的生殖器

C. 露阴的同时可有手淫行为，可暴力强迫与对方进行性活动

D. 此症患者性格多胆小、内向、腼腆，性格发育幼稚

E. 多起病于青春期，发生高峰期在25~29岁

6. 关于窥阴症，以下**错误**的是

A. 此症患者仅见于男性

B. 经常在公开的场合观看色情表演

C. 长期、反复窥视异性裸体、下半身和性活动，获得性兴奋

D. 常对自己的行为有不同程度的负罪感，但无法控制欲望

E. 一般所偷窥的对象为陌生的女性

7. 对易性症患者易性观念的心理治疗方法中目前多采用的是

A. 冲击疗法　　B. 森田疗法　　C. 认知治疗

D. 宣泄疗法　　E. 精神分析疗法

8. 通过抚摸异性的内衣以获得性满足的性心理障碍是

A. 易性症　　B. 异装症　　C. 摩擦症

D. 恋物症　　E. 窥阴症

9. 下列因素**不是**易性症病因的是

A. 胚胎发育时性激素的影响　　B. "父子结合"作用

C. 家庭因素　　D. 情感因素

E. 家庭和社会因素

10. 患者，男，30岁，未婚，公司职员。性格胆小，内向，自诉经常在公交车、地铁等人群比较拥挤的场合，用自己的生殖器顶撞女性的臀部和大腿，有时会伴有射精行为。发生时既兴奋，又恐惧。事后觉得自己的行为违背道德和法律，但自控不住，内心自责和痛苦，求助于心理咨询机构。可考虑诊断为

A. 露阴症　　B. 摩擦症　　C. 窥阴症

D. 恋物症　　E. 异装症

（二）多选题

1. 下列关于性心理障碍的描述正确的是

A. 性心理障碍患者大多数并非性欲亢进者

B. 性心理障碍患者大多数并非道德败坏之徒

C. 性心理障碍患者大多数有人格障碍和人格异常

D. 性心理障碍患者对自身异常的性行为方式具有充分的辨认能力与削弱的控制能力

E. 性心理障碍患者大多数在儿童早期有不良的经历或家庭环境

2. 露阴症的临床分型有

A. 幼稚型露阴症　　B. 衰老型露阴症　　C. 青壮年露阴症

D. 男性露阴症　　E. 女性露阴症

3. 长期、反复在拥挤场合趁异性不备，通过触摸异性的身体，或在异性身上摩擦生殖器，以引起性兴奋、获得性满足的性心理障碍是

A. 触摸症　　B. 摩擦症　　C. 抚触症
D. 挨擦症　　E. 摩擦狂

4. 根据发生的原因，易性症的分型为

A. 原发性易性症　　B. 继发性易性症　　C. 真性性别改变症
D. 假性性别改变症　　E. 以上选项皆是

5. 性心理障碍产生的原因主要有

A. 生理因素　　B. 心理因素　　C. 社会因素
D. 医学因素　　E. 统计学因素

6. 关于性施虐症与受虐症，以下正确的是

A. 性施虐症多为男性，向性交对象施加各类精神、肉体上的虐待，为此感到性兴奋
B. 性受虐症男、女均可发生，反复要求性活动对象对自己施加伤害、凌辱，并引起性兴奋
C. 性施虐与受虐行为主要发生在性交行为过程中，一般不会发生在性交前或性交后
D. 对性受虐症而言，施虐所带来的快感往往大于性行为本身
E. 性施虐症者，对他人造成危害，构成性犯罪，应予以法律制裁

（三）名词解释

1. 性心理障碍
2. 恋物症
3. 窥阴症
4. 性受虐症
5. 性瘾症

（四）简答题

1. 简述性心理障碍可能带来的家庭与社会问题。
2. 简述异装症与同性恋、易性症、恋物症穿着异性服饰行为的区别。
3. 简述男性易性症的诊断要点。
4. 简述恋物症的诊断要点。
5. 简述露阴症的诊断要点。

（五）论述题

论述性心理障碍的基本特点，并列举五个常见的性心理障碍。

四、参考答案

（一）单选题

1. 答案：B

试题分析：性心理障碍的基本特点：患者大多数并非性欲亢进者；患者大多数并非道德败坏之徒；患者没有突出的人格障碍和人格异常；患者对自身异常的性行为方式具有充分的辨认能力与削弱的控制能力；患者大多数在儿童早期有不良的经历或家庭环境。

2. 答案：D

试题分析：易性症患者为自己的性别而深感痛苦，但要求改变性别的生理特征；易性症患者性爱倾向为同性恋；易性症患者的治疗以手术治疗为主，也需心理治疗；易性症患者有改变本身性别的解剖生理特征以达到转换性别的强烈愿望。

3. 答案：A

试题分析：对异性衣着特别喜爱，反复穿戴异性服饰由此引起性兴奋是异装症。同性恋者穿着异性服饰是为了吸引同性，而易性症患者穿着异性服饰则多为对自身性别的不认同。

4. 答案：B

试题分析：恋物症多起病于青春期。

5. 答案：C

试题分析：露阴的同时可有手淫行为，但一般不会暴力强迫与对方进行性活动。

6. 答案：B

试题分析：窥阴症对在公开的场合的色情表演没有兴趣。

7. 答案：C

试题分析：对易性症患者易性观念的治疗目前多采用认知疗法。认知疗法的目的是改变男性患者认为自己应为女性的不良认知。

8. 答案：D

试题分析：恋物症是反复出现以通过与异性使用过的物品或异性躯体某个部位的接触，获得性兴奋和性满足的一类性偏好障碍。

9. 答案：B

试题分析：易性症的病因包括胚胎发育时性激素的影响、“母子结合”作用、家庭因素、自身形象、社会因素和情感精神因素。

10. 答案：B

试题分析：结合临床表现，用生殖器摩擦异性身体获得性兴奋和性满足的性心理障碍，为摩擦症。

（二）多选题

1. 答案：ABDE

试题分析：性心理障碍的基本特点：患者大多数并非性欲亢进者；患者大多数并非道德败坏之徒；患者没有突出的人格障碍和人格异常；患者对自身异常的性行为方式具有充分的辨认能力与削弱的控制能力；患者大多数在儿童早期有不良的经历或家庭环境。

2. 答案：ABC

试题分析：根据露阴症患者的年龄可将露阴症分为如下三类：幼稚型露阴症、青壮年露阴症、衰老型露阴症。

3. 答案：BD

试题分析：摩擦症是指长期、反复在拥挤场合，趁异性不备，通过触摸异性的身体，或在异性身上摩擦生殖器，以引起性兴奋、获得性满足的一种性偏好障碍，又称挨擦症。

4. 答案：AB

试题分析：根据发生的原因，易性症可分为原发性和继发性两类。原发性易性症又称真性性别改变症；继发性易性症又称假性性别改变症。

5. 答案：ABC

试题分析：性心理障碍产生的原因是生理-心理-社会综合模式，三者共同起作用。

6. 答案：ABDE

试题分析：性施虐与受虐行为可发生在性交行为过程中，也可发生在性交前或性交后。

（三）名词解释

1. 性心理障碍：也称为性变态，泛指明显偏离常态的性心理和性行为的一组心理障碍，并以此为性满足、性兴奋的唯一或主要方式，从而或多或少影响正常的性活动。

2. 恋物症：是指反复出现以通过与异性使用过的物品或异性躯体某个部位的接触，获得性兴奋和性满足的一类性偏好障碍

3. 窥阴症：窥阴症也称窥淫症，是指长期、反复窥视异性裸体、下半身、性活动，有时在窥视同时或事后回忆伴有手淫行为，并以此获得性兴奋的病症。

4. 性受虐症：是指长期、反复要求性活动对象对自己施加伤害、侮辱，并以此体验作为引起性兴奋、获得性满足的唯一方式的一类性偏好障碍。

5. 性瘾症：又叫性高潮瘾，全称性爱成瘾症，是指个体出现强烈的、被迫的连续或周期性的性冲动行为，如果这些性冲动得不到满足，就会焦虑不安的一种性心理障碍。

（四）简答题

1. 答案要点：性心理障碍对患者自身躯体健康的影响；性心理障碍对患者自身心理健康的影响；性心理障碍患者对传统家庭结构有一定破坏；性心理障碍患者对社会治安会造成一定影响。

2. 答案要点：异装症、同性恋、易性症患者均存在喜欢穿着异性服饰的行为，但他们穿着异性服饰的目的有所不同：异装症患者穿着异性服饰是为了引起性兴奋，同性恋者穿着异性服饰是为了吸引同性，而易性症患者穿着异性服饰则多为对自身性别的不认同；异装症和恋物症也存在差异，虽然恋物症患者也可以将异性服饰作为恋物，但异装症患者不仅需要异性服饰，还需要将自己打扮成异性，否则无法获得性兴奋。

3. 答案要点：

（1）持久和强烈地为自己是男性而痛苦，渴望自己是女性（并非因看到任何文化或社会方面的好处而希望成为女性）或坚持自己是女性，并至少有下列1项：①专注于女性常规活动，表现为偏爱女性着装或强烈渴望参加女性的游戏或娱乐活动，拒绝参加男性的常规活动；②固执地否定男性解剖结构，至少可由下列1项证实：断言将长成女人（不仅是角色方面）；明确表示阴茎或睾丸令人厌恶；认为阴茎或睾丸即将消失或最好没有。

（2）上述障碍至少已持续6个月。

4. 答案要点：

（1）以某些非生命物体作为性唤起及性满足的刺激物。恋物对象多为人体的延伸物，如衣物或鞋袜。其他常见的对象是具有某类特殊质地的物品，如橡胶、塑料或皮革。迷恋物的重要性因人而异：在某些病例中仅作为提高以正常方式获得的性兴奋的一种手段（如要伴侣穿上特殊的衣服）。只有当迷恋物是性刺激的最重要的来源或达到满意的性反应的必备条件时，才能诊断为恋物症。

（2）恋物性的幻想很常见，但除非它们引起了显著强制性、无法接受的仪式性动作，以至干扰了性交，造成个体痛苦，否则不足以诊断为此种障碍。

5. 答案要点：

（1）向陌生人（通常为异性）或公共场合的人群暴露生殖器的一种反复发作或持续存在

的倾向，但并无进一步勾引或接近的意图。

（2）露阴症几乎仅见于异性恋的男性，将生殖器暴露给成年妇女或少女，通常在公共场合，并与对方保持安全的距离。

（五）论述题

答案要点：（1）性心理障碍患者大多数并非性欲亢进者：相关研究表明，大部分性心理障碍者性欲低下。

（2）性心理障碍患者大多数并非道德败坏之徒：绝大多数性心理障碍者社会适应良好，人际关系正常，他们对自身触犯社会规范和道德观念的不良行为多怀有内疚、悔恨之心。

（3）性心理障碍患者没有突出的人格障碍和人格异常：性心理障碍与病态人格存在一定的联系，但进一步研究表明，性心理障碍患者并不具备人格障碍的基本特点。

（4）性心理障碍患者对自身异常的性行为方式具有充分的辨认能力与削弱的控制能力：性心理障碍患者异常性行为后多怀有愧疚之心，有时也会对自己的异常性行为加以控制，试图改变，但无能为力。

（5）性心理障碍患者大多数在儿童早期有不良的经历或家庭环境：性心理障碍患者叙述个人史时，绝大多数都会提到早年关于性方面的异常经历和家庭环境的不良因素。

常见的性心理障碍有易性症（男、女）、恋物症、窥阴症、异装症、露阴症、恋童症、摩擦症、性施虐症与性受虐症、性瘾症、恋兽症等等（任意列举五个即可）。

（吴义高）

第十章 性功能障碍

一、学习指导大纲

1. **掌握** 性功能障碍的概念、性功能障碍对生活质量的影响。

2. **熟悉** 勃起功能障碍、早泄、女性性欲障碍及阴道痉挛的概念、病因、临床表现及治疗。

3. **了解** 逆行射精与不射精、女性性唤起障碍、性高潮障碍及性交疼痛的概念、病因、临床表现及治疗。

二、教材精要

(一)内容简介

本章在介绍性功能障碍的概念、分类及流行病学后，从总体上介绍性功能障碍对生活质量的影响；随后对常见的男性和女性性功能障碍的内容，从病因与发病机制、临床表现与诊断、咨询与治疗等方面逐一进行详细的阐述。

(二)内容精要

性功能是一个复杂的生理心理过程，其过程受到生理、心理、社会环境及情感等多方面的影响。性功能障碍给人们带来的影响不仅有个人问题，还涉及夫妻感情、家庭关系的和睦，甚至社会安定。医学模式的转变使人们对健康的要求不仅仅是没有疾病，而是在身体、心理和社会适应等三方面都保持良好的状态。个体逐渐主动地追求性享受，和谐的性生活。正常的性功能是性活动的前提和保证，对维护人类的心身健康、家庭和睦起着重要作用。而异常的性功能不仅无法满足生理需要，还会带来严重的心理压力，出现烦躁不安、郁郁寡欢等情绪，甚至影响到家庭关系。

1. **性功能障碍(sexual dysfunctions)** 是指不能完成正常的性活动，或者在正常的性活动中不能得到性满足。分为两大类：一类是功能性性功能障碍，一类是器质性性功能障碍。其划分是相对的，二者又是紧密联系的。功能性性功能障碍指在病因上没有明显的器质性病变，由于心理、社会环境及一些其他因素的影响而造成的功能性紊乱。器质性性功能障碍指因生殖器官或其他器官病变而引起的性功能障碍。

2. **性功能障碍的分类** 性反应周期分为四个阶段，包括兴奋期、持续期、高潮期以及消退期，与之对应把性功能障碍分为性欲唤起障碍、性欲望障碍、性高潮障碍等。性功能障碍与性反应周期的断裂有关，可以按照性反应周期的不同阶段进行分类。其分类有中国精神疾病分类与诊断标准(CCMD-3)、疾病及有关健康问题的分类(ICD-10)以及美国精神病诊断与统计手册(DSM-Ⅳ)(表10-1)。

表 10-1 CCMD-3、ICD-10、DSM-Ⅳ性功能障碍分类

CCMD-3	ICD-10	DSM-Ⅳ
52 非器质性性功能障碍	F52 非器质性障碍或疾病引起的性功能障碍	性功能失调
52.1 性欲减退	F52.0 性欲减退或缺失	性欲障碍
52.2 阳痿	F52.1 性厌恶及性乐缺乏	302.71 性欲低下障碍
52.3 冷阴	F52.2 生殖器反应丧失	302.79 性厌恶障碍
52.4 性乐高潮障碍	F52.3 性高潮功能障碍	性兴奋障碍
52.5 早泄	F52.4 早泄	302.72 女性性兴奋障碍
52.6 阴道痉挛	F52.5 非器质性阴道痉挛	302.72 男性勃起障碍
52.7 性交疼痛	F52.6 非器质性性交疼痛	性高潮障碍
52.9 其他或待分类性功障碍	F52.7 性欲亢进	302.73 女性性高潮障碍
	F52.8 其他性功能障碍，非器质性障碍或疾病所致	302.74 男性性高潮障碍
	F52.9 未特定的性功能障碍，非器质性障碍或疾病所致	302.75 早泄
		性交疼痛
		302.76 性交疼痛（非躯体疾病所致）
		302.51 阴道痉挛（非躯体疾病所致）

3. **性功能障碍的流行病学** 男性勃起功能障碍（erectile dysfunction，ED）和女性性功能障碍（female sex dysfunction，FSD）的发病率都与年龄有正相关。

4. **性功能障碍对生活质量的影响**

（1）男性性功能障碍对生活质量的影响

1）身体功能下降：如果某个器官产生病症，必然会对一些相应的器官产生影响。如勃起功能障碍除了与心理因素相关外，还与一些慢性疾病有关，多数伴有心血管疾病，内分泌疾病等导致身体功能下降。

2）降低男性自信心：性功能障碍会造成男性长时间的心情苦闷、情绪压抑，使其丧失生活激情、消极委靡，甚至出现心理疾病。

3）影响男性生育：不仅影响患者的生育能力，还可能会影响下一代的健康。

4）破坏家庭稳定：性生活的不和谐给婚姻稳定带来了一定的负面影响，出现矛盾及误解，甚至造成家庭的破裂。

（2）女性性功能障碍对生活质量的影响

1）引起女性不孕：部分性功能障碍，如阴道痉挛、性交疼痛、高潮障碍等，造成性交机会减少或者无法完成性生活，受孕的机会减少或不孕。

2）对个人的影响：性功能障碍给女性在生理与心理方面产生压抑与困扰，影响她们的生活质量，也造成她们社会交往方面的障碍。

3）对家庭生活的影响：性功能障碍影响夫妻之间的感情，家庭氛围易紧张和压抑，破坏家庭的和谐与稳定。

5. 男性性功能障碍是指男性在性欲唤起、阴茎勃起、阴茎插入、性高潮以及射精等性活动中，由于某个或几个环节出现异常，不能完成正常的性活动而出现的功能障碍。常见的男性性功能障碍是阴茎勃起异常和射精异常（早泄、逆行射精和不射精等）。

6. **勃起功能障碍（erectile dysfunction，ED）** 俗称阳痿或性无能（impotence），是指阴茎不能达到或维持充分的勃起以获得满意的性生活。根据有无器质性病变ED可分为心因性、器质性和混合性。根据发病的原因ED可分为心理性、血管性、神经性以及内分泌性。根据起病的形式ED可分为终身型和获得型。

（1）病因与发病机制

1）年龄：年龄是导致勃起功能障碍的原因之一。勃起功能障碍的发生有随年龄的增加而升高的趋势。随着年龄的增高，器官衰退导致性功能逐渐减退。老年期睾酮水平的降低导致性唤起能力的减退，出现勃起功能下降。一些老年性疾病发病率的增加，增多了ED发生的危险。

2）心理因素：正常的性活动，双方拥有健全的生理功能，还应具有良好的心理状态，心理因素会影响ED的发生率。常见的因素有：①性知识教育不足；②错误的性教育；③心理创伤；④夫妻关系不和谐；⑤不适当的性刺激。

3）内分泌因素：正常的勃起活动需要内分泌的调节，如果内分泌调节功能异常，就会造成ED。常见的内分泌因素有：①性腺功能低下；②高催乳素血症；③甲状腺功能减退或亢进；④糖尿病。

4）神经系统因素：正常勃起反射通路中任何部位损伤，引起的传导阻滞都会导致勃起功能障碍。对勃起功能有影响的有脊髓损伤和外科手术。

5）慢性疾病：全身慢性疾病。

6）不良嗜好：吸烟、吸食毒品以及酗酒等会引发ED。

（2）诊断与评估：对就诊患者应进行详细的病史询问，全面的体格检查以及心理社会因素的评估，同时还应该做必要的辅助检查。

1）诊断：在排除其他器质性疾病后，ED主要依靠临床症状进行诊断，在ICD-10中ED的诊断标准：男性的主要问题是勃起障碍。如在手淫时或睡梦中或与伴侣在一起时，可正常勃起，其原因可能是心因性的。否则若使诊断成立就需依据特殊检查（测量夜间阴茎膨胀度）或者心理治疗的效果判定。

2）病史：病史询问对评估患者的勃起功能非常重要。

3）体格检查：系统的体格检查能发现可能存在的病变，为正确诊断提供依据。除常规检查外，还应注意第二性征发育状况、生殖器官的特征以及周围血管和神经系统情况。

4）实验室及特殊检查：除一般常规检查外，实验室检查还应检查内分泌状况。特殊检查：临床心理量表测试；视听觉性刺激反应测定（ASS）；阴茎血流检测；神经系统检查；阴茎海绵体活检。

（3）咨询与治疗

1）性心理咨询与治疗：ED治疗一般应针对夫妻双方同时进行，包括性健康教育、性技巧培训、性感集中训练以及认知行为治疗等。

2）药物治疗：药物可以抑制5磷酸二酯酶对环磷酸腺苷的降解，增强一氧化氮的作用，促进海绵体平滑肌松弛，增强勃起功能。常用的药物是西地那非。

3）物理治疗：1960年Geddings设计了真空缩窄装置（VCD），能提高阴茎血流，治疗各种原因引起的ED效果良好。

4)基因治疗：基因治疗的目标是将基因移入靶细胞内，使靶细胞基因表达发生变化，达到治疗目的。目前针对ED进行基因治疗的基因有一氧化氮合酶（NOS）、磷酸二酯酶（PDE）、平滑肌maxi-K通道（hSlo）以及血管内皮生长因子（VEGF）等。

5)手术治疗

7. **早泄** 较为公认的定义"持续地或反复在很小的性刺激下，在插入前、插入时或插入后不久即射精，比本人的愿望提前"（DSM-Ⅳ-R）。男性常见的性功能障碍之一，在男性性功能障碍中发病率仅次于ED。

（1）病因和发病机制

1)生理因素

①生理差异：一些生理变化可能会引起早泄，如包茎、包皮系带过短等能增加龟头性刺激的敏感性，导致早泄。

②引起交感神经损伤的疾病：如前列腺肥大、动脉硬化、糖尿病以及盆腔骨折等，使中枢控制射精能力下降而过早射精。

③慢性泌尿生殖系统疾病：如慢性前列腺炎、精囊炎等，长期的炎症性刺激会导致与射精活动有关肌肉组织长期处于充血水肿状态，对性刺激非常敏感，稍有刺激就性兴奋，射精也提前。

④5-羟色胺（5-HT）水平低下：研究发现5-HT具有抑制射精反射的作用，5-HT水平低下对射精反射的抑制功能减弱，射精潜伏期缩短，使患者在很短的时间内就会产生射精的愿望。

⑤龟头感觉阈值降低。

2)心理因素

①焦虑：可能患者不自信，认为缺乏吸引力，害怕满足不了性伴侣的要求。

②性唤起增强：研究发现早泄患者在心理压力下性唤起能力增强，缺乏对自己性唤起和性高潮的感受，在他们还没有意识到性高潮到来的时候，就已经激发射精反射过程引起射精行为。因此这种类型的患者往往缺乏高潮体验，体会不到性兴奋带来的快感。

③早年性经历：早年的性经历会影响着人们对性活动的认知，已形成的认知模式和行为习惯在早泄的发展过程中起到重要的作用。

④伴侣因素：性伴侣如果在性活动中表现出厌恶、不满等情绪，无疑会增加男性的心理压力，一方面想证明自己的能力，一方面又想改变对方对自己的态度，这种心理影响不自觉地促进早泄的发生。

⑤其他因素：如性知识缺乏、居住环境差、频繁手淫、夫妻感情不融洽以及阶段性性交次数过少等都会引起早泄的发生。

（2）临床表现与诊断

1)临床表现：患者在插入阴道前、插入时或者插入后不久便射精，持续时间一般不超过2分钟，给患者本人及其配偶带来心理上的不适感，即可考虑有早泄发生。

2)诊断

①询问病史：通过询问病史，了解发病的原因，对早泄的治疗有重要意义。询问的内容包括：既往是否患有泌尿生殖系统和神经系统疾病；是否患有动脉硬化、糖尿病以及骨盆骨折等疾病；既往性行为经历、早期性体验、性知识了解情况以及有无同性恋等异性性厌恶倾

向；目前性活动情况。

②实验室检查及特殊检查：实验室检查、神经系统检查、功能评估。

③ ICD-10 关于早泄的诊断标准：无法控制射精，致使性交双方都不能享受性快感。在严重的病例中，未进入阴道或还未动起时就出现射精。

3）咨询与治疗

①心理治疗：心理支持治疗，建立良好医患关系，打消顾虑，使患者能体会到医生的关心是真诚的，并且患者能够体会到医生对他的理解。这样患者就会敞开心扉，将经历、体验向医生述说，为医生的诊断与治疗提供重要的依据；行为治疗，首先医生应向患者介绍治疗的原理及方法，通过治疗逐步提高阴茎射精的阈值，达到治疗早泄的目的。

②局部药物治疗：某些具有麻醉作用的药物，可以降低龟头对性刺激的敏感性，达到延长射精潜伏期的目的。

③口服药物治疗：能够增加突触间隙 5-HT 含量的药物都可以用来治疗早泄。

8. 逆行射精与不射精

（1）逆行射精（retrograde ejaculation）：指患者在射精时精液从后尿道排入膀胱而不从阴茎射出，患者仍有性高潮及射精感，在性交过后化验尿液，可发现大量的精子。在性交过程中随着性兴奋强度的增加，即有精液泄入后尿道，在达到性欲高潮时出现射精反射。逆行射精发病率较低，据统计我国男性的发病率在 1%~4%。

1）病因及发病机制：①膀胱颈功能异常，其发生率占逆行射精的 59.5%~71.8%；②神经损伤；③机械性梗阻；④药物。

2）临床表现：在性交过程中，患者阴茎能完全勃起并插入阴道完成性交活动，患者能够体验到高潮的到来和射精过程带来的欣快感，但是射精过后没有精液从尿道口排出。

3）诊断：在诊断过程中应仔细询问性活动经历，如青春期有无手淫行为，有无精液从尿道口流出现象，进一步证明是从青春期开始的还是正常射精后发展成逆行射精的。如果从青春期开始就存在则属于先天原发性的，如果以后逐渐出现的多为其他病变导致的。

4）治疗

①药物治疗：如麻黄碱可以在性交前服用以促进膀胱颈平滑肌的收缩，达到阻止逆行射精的目的。

②手术治疗：对于膀胱颈过宽导致逆行射精的可采取膀胱颈重建术，使膀胱颈变窄，增加膀胱颈的阻力，阻止精液倒流至膀胱。

③人工授精：对药物治疗效果欠佳，而又急于受孕的，可采取人工授精的方法。由于逆行射精，故在取精前先排空尿液，多饮水，最好饮用弱碱水，促进尿液稀释，促进酸性尿液碱性化，以保证精子的活力。

（2）不射精：是指在性交活动中，阴茎能够勃起并插入阴道，但无高潮体验，没有射精动作的一种性功能障碍，常常导致男性不育。不射精的原因主要有二类：原发性和继发性。

1）病因与发病机制

①原发性病因：原发性不射精也称功能性不射精，其发生与心理因素有关。常见的原因有：缺乏性知识、手淫、男性性交姿势等。

②继发性原因：继发性也称器质性，是由于神经系统病变使神经冲动传递到射精中枢的过程受到影响，或者射精中枢本身病变使射精反射无法发出，或者射精发射效应器组织障碍，无法做出射精反射等原因。常见的疾病有：脊髓损伤和神经系统病变，特别是胸部以

下的脊髓损伤，会破坏射精反射的回路，阻碍神经传导，射精反射也就不复存在；手术和外伤；饮酒和药物。

2）临床表现：不射精的患者阴茎一般能够勃起并插入阴道，但是在性交过程中，由于缺乏能够引起其性兴奋的性刺激，不会产生性高潮，没有射精动作，长此以往就会缺乏性兴趣，性行为大大减少，出现性欲减退。

3）诊断

①病史：在采集病史过程中，首先应向患者介绍不射精的含义，然后具体了解不射精的情况，如起病时间、发病过程、不射精是否与时间地点有关、是否与夫妻感情和压力有关等。

②体格检查：系统全面的体格检查，可以使诊断与治疗成为可能。

③鉴别诊断：应注意与逆行射精相鉴别。询问性交过程有无快感，建议性交过后对尿液进行检查，如有精子则考虑为逆行射精。

4）治疗

①心理治疗：不射精的患者多数存在一定的心理问题，有时由于心理问题导致不射精，而不射精症状的出现，会加重心理负担，形成恶性循环。

②阴茎震动刺激疗法：该方法主要是在阴茎系带的表面放置阴茎震动发生器以达到更好的治疗效果。

③药物治疗：麻黄碱能够增加兴奋性，能够诱发射精。

④其他治疗：如果服用抑制射精的药物或物质，在停用后即可恢复射精功能。

9. 女性性功能障碍（female sexual dysfunction，FSD）是指女性在性反应周期中发生性欲和性心理生理的各种紊乱，以致不能参与或不能达到预期的性关系，而导致个人痛苦。女性性功能障碍包括性欲障碍（sexual desire disorder）、性唤起障碍（sexual arousal disorder）、性高潮障碍（orgasm disorder）和性交疼痛障碍（sexual pain disorder）。

女性性功能障碍原因复杂，诊断时应结合患者的主观感受和客观检查，对女性的性心理和性生理做出全面的评价。主观诊断简单的方法有问卷法和调查法。客观诊断依据主要有体格检查和实验室检查。盆腔检查能够发现生殖道的多种病变，有助于将器质性障碍和功能性障碍区分开来。实验室检查如内分泌测定、微生物检查等，可以找到某些性功能障碍的病因。辅助检查可作为诊断直接证据的有：光学体积描记法；温度传感器；彩色多普勒超声；其他，如热图描计术、肛门压力监视仪等。

女性性功能障碍的咨询与治疗包括影响性功能的所有方面，包括性知识、性教育、心理治疗、性治疗和药物治疗等。

10. **性欲障碍** 性欲（sexual desire）是指机体向往满足自身性需求、完成与性伴侣身心结合的一种本能冲动，是性的激发和准备状态，可自发产生或受到外界刺激后反应性产生。性欲障碍是指女性的性需求发生紊乱，以致不能达到预期的性关系而使个人精神痛苦。女性性欲障碍包括性欲低下（hypoactive sexual desire disorder）和性欲亢进（eroticism），其中性欲低下最常见。

（1）性欲低下：性欲低下是经常或反复出现缺乏性幻想，或缺乏接受性活动的愿望，而导致个人痛苦。性欲低下是女性性功能障碍中最常见的类型之一。

1）病因及发病机制

①年龄因素：年龄是导致性欲低下的主要原因之一。

②心理因素：如精神压抑、夫妻感情不和、有过创伤性性经历等。

③社会因素：缺乏性知识、性技巧等。

④器质性病变：生殖器官疾病如生殖道畸形、生殖器官的损伤及术后等。

⑤药物因素：一些药物如抗过敏药、抗抑郁焦虑药、抗高血压药、抗激素药等，会抑制性腺分泌性激素，使生殖器周围的肌肉过度放松，而导致性欲降低。

⑥其他因素：血管、神经、激素等原因可导致阴蒂和阴道血流减少，导致性欲低下；性欲低下还可继发于其他的性功能障碍。

2）临床表现：性欲低下表现为患者对性活动缺乏主观愿望和兴趣，或没有性活动的要求，包括性幻想、性梦、手淫等，严重者厌恶一切有关性与非性的亲昵行为。

3）诊断：主要依据患者的主观感受，与性活动的频率无关。对怀疑由药物因素、器质性病变引发的性欲低下，可结合必要的体格检查和实验室检查，或者药物停用试验做出诊断。

4）咨询或治疗：性欲低下往往是多种因素共同造成，在咨询或治疗时必须全面综合分析，采取适当策略进行。

①心理治疗：精神因素所致的性欲低下，可由心理专业医师协助找出致病原因，通过心理治疗的方式消除患者的隐忧和顾虑，加强夫妻间的沟通和交流，增加对性知识的了解。病程长者辅以性感集中训练。性感集中训练（sensate focus）是以提高性活动过程中的主观感受为主要目的的训练方式。分为三个阶段：第一阶段为指导患者集中精力体验配偶爱抚身体（除外生殖器官）的感受；第二阶段为用手刺激生殖器官但避免性交；第三阶段为在生殖器官受刺激产生良好躯体反应的前提下，进行性交活动，但要以体验身心愉悦为主，不追求性高潮。

②药物治疗：器质性病变引起的性欲低下，如因肿瘤进行子宫及卵巢切除术后的患者出现的性欲低下，需要激素替代治疗，使患者体内的雌孕激素保持在一定的水平，对提升性欲、促进性生活的质量有明显的作用；又如性腺功能减退的患者，使用小剂量激素补充治疗，也会收到一定的治疗效果。

③其他治疗：药物、酗酒等引起的性欲低下，应戒酒或减少酒精摄入量，在专科医生指导下调整药物剂量或停止服用药物。

（2）性欲亢进：性欲亢进是指频繁而强烈的性需求。发生率很低，约占女性人数的1%。

1）病因及发病机制

①精神因素：如强迫症、躁狂症、精神分裂症等患者常有性欲亢进的表现。

②躯体疾病：内分泌失调性性欲亢进常见于肾上腺肿瘤、卵巢肿瘤、甲亢等器质性疾病。

2）临床表现：性欲亢进主要表现为性欲过强、性交频率过高，不能自我控制、不分昼夜多次要求性交，甚至在无性刺激时也有强烈的性交欲望，如果性交需求得不到满足，患者会出现焦虑、烦躁、情绪不稳定等情绪变化，严重影响着患者的工作、生活和学习。

3）诊断：主要依据患者主诉及临床表现。

4）咨询与治疗：注意性教育与心理治疗同时进行，必要时加以药物治疗。

①性教育：对于因接触过量色情信息、持“人生即是享乐”观点等引起的性欲亢进，以性教育为主，让患者了解更多的性健康知识，调整好生活、工作、学习与性活动的关系，以便更好地控制自己的性行为。

②心理治疗：主要以认知疗法、行为疗法、精神分析疗法等。

③药物治疗：如躁狂症、精神分裂症等引起的性欲亢进，要对症药物治疗，如镇静剂、抗

焦虑药等。

11. **性唤起障碍** 是指经常或反复发生不能获得或维持充分的性刺激，而导致个人困扰，可以表现为主观兴奋、生殖器反应和其他身体反应的缺乏。

（1）病因及发病机制

1）社会心理因素：不良情绪刺激如精神紧张、焦虑、羞怯、厌恶等，能够引起生殖器的血流量减少导致性反应的缺失。

2）器质性疾病：躯体器质性疾病如脊髓病变、血管神经系统病变、内分泌失调、生殖器病变等，均可影响性唤起时的生理反应，导致性唤起困难。

3）药物因素：一些药物如精神治疗药物、心血管药物、抗帕金森病药等，通过影响血管神经功能而干扰性唤起的生理反应。

（2）临床表现与诊断：性唤起障碍根据临床表现分为主观型性唤起障碍、生殖器型性唤起障碍、混合型性唤起障碍和持续型性唤起障碍。其中，混合型性唤起障碍最为常见。

1）主观型性唤起障碍：通过各种性刺激方式能够引起生殖器官的性兴奋反应如外阴肿胀、阴道润滑等，但是患者主观缺乏性兴奋和性快感，或者性兴奋和性快感明显降低。

2）生殖器型性唤起障碍：通过各种性刺激方式不能够引起生殖器的性兴奋反应如外阴肿胀、阴道润滑等，或者生殖器的性兴奋反应明显减弱，但是患者主观感觉有性兴奋，同时性感受能力降低。

3）混合型性唤起障碍：通过各种性刺激方式后，患者主观缺乏性兴奋和性快感，或者性兴奋和性快感明显降低，同时伴有生殖器唤起（外阴肿胀、阴道润滑等）的缺乏或降低。

4）持续型性唤起障碍：在缺乏性兴趣和性欲的情况下出现自发的、侵入性的、意外的生殖器唤起（如肿胀、痉挛、抽动等），伴有典型的主观性唤起，有时有性快感，感受一次或多次性高潮后仍不能缓解，甚至持续数小时至数日。临床少见。

性唤起障碍的诊断应注意全面采集医学的、性生活的和心理社会的病史。

（3）咨询或治疗

1）心理治疗：性唤起障碍由精神因素所致者，需要进行心理治疗，包括心理疏导疗法、认知疗法、理性情绪疗法等。

2）性治疗：行为疗法主要是通过行为训练促进性的表达，提高性快感体验，可采用性感集中训练、生殖器刺激训练、无需求性交训练等。

3）医学治疗：器质性病变导致的性唤起障碍需要进行系统的医学治疗，从根本上消除引起性反应缺乏或减低的致病因素，提高性唤起的生理反应水平。

4）药物治疗：前列腺素 E_1，对治疗女性性唤起障碍有效。

12. **性高潮障碍**（sexual orgasmic disorders） 是指经常或反复出现的，在充分的性刺激和性唤起后获得性高潮困难、延迟及缺乏性高潮，从而引起个人痛苦。女性性高潮障碍可以作为独立综合征出现，在临床上比较常见。

（1）病因：性高潮的产生是反射性机制。当大脑性快感感觉缺乏或性器官的触压觉刺激不足时，就不能形成有效的性反射过程，会出现性高潮反射障碍。女性性高潮障碍常见原因有社会心理因素、器质性病变等。

1）心理社会因素：社会文化影响所致的压抑认识、人际关系和婚姻关系冲突、负性生活事件、环境因素等引发女性对性交的紧张情绪，可影响性高潮的出现。

2）器质性病变：泌尿生殖系统疾病如炎症、肿瘤、外伤、解剖结构异常等，引起性交不适，会影响性高潮的出现。

(2)临床表现与诊断：女性性高潮障碍分为原发性、继发性和境遇性三类。

1)原发性性高潮障碍：指从有性生活开始，在性活动中从未体验过性高潮。

2)继发性性高潮障碍：指既往曾有过性高潮体验，但在后来的性活动中体验不到性高潮。

3)境遇性性高潮障碍：指在特定的环境下进行性活动，或与特定的性伴侣进行性交时体验不到性高潮，而当性活动环境或性伴侣发生变化时出现性高潮。

诊断需要根据患者的主诉和妇科检查做出判断。女性性高潮障碍更多地由社会心理因素所致，因此需要详细了解患者的精神状况、性经历、心理障碍等。

(3)咨询与治疗：女性性高潮障碍的主要原因是社会心理因素，因此，咨询或治疗时注意把握心理调适、心理治疗、性治疗等。器质性病变引起的性高潮障碍需要治疗器质性疾病。

1)心理治疗：在专业心理治疗师的帮助下，患者应该学会享受自己的身体，学会主动追求、配合性生活，消除对性高潮的无意识恐惧，在性活动中获得较强的性快感和性高潮。

2)性治疗：性感集中训练、手淫、振荡器等性治疗方法，将注意力集中于性敏感区，增强感觉，有助于促进性高潮的产生。

3)其他治疗：一些药物如选择性磷酸二酯酶抑制剂(PDE-5)、选择性雌激素受体调节剂(SERMS)、甲睾酮等可促进女性性高潮。

13. **性交疼痛障碍**(sexual pain disorder) 是指反复或经常在性交时出现生殖器疼痛。性交疼痛障碍分为阴道痉挛、性交疼痛和非性交性疼痛。阴道痉挛可与性交疼痛互为因果关系，性交疼痛导致阴道痉挛，而阴道痉挛又加重性交疼痛。

(1)阴道痉挛：又称性交恐惧综合征，指反复或经常在阴道下1/3处肌肉有不自主的痉挛，导致阴茎或其他替代物不能插入阴道，而造成个人痛苦。阴道痉挛的发生率约占女性性功能障碍人数的12%~15%，约占婚姻咨询治疗的8%。

1)病因：阴道很少有痛觉感受器，阴道痉挛主要由心理恐惧造成。另外性伴侣在性交时动作不当或女方的性唤起不足等，也可引发反射性阴道痉挛。当然，一些躯体疾病如生殖器官的炎症、生殖器解剖结构异常、神经系统病变等，也会对阴道痉挛的形成产生不利影响，甚至成为主要致病因素。

2)临床表现：阴道痉挛表现为患者盆腔肌肉不随意地收缩，对性交产生恐惧，甚至回避性交，导致性交困难或失败。

按照严重程度分为四级：Ⅰ级痉挛的发生仅限于会阴部肌肉和肛提肌群，是最轻的一种；Ⅱ级痉挛包括整个骨盆的肌群；Ⅲ级痉挛是指除了上述肌群痉挛之外，臀部肌群也发生不随意痉挛，致使整个臀部抬高；Ⅳ级痉挛是除了以上肌群痉挛，还会出现双腿内收并将这个躯体向后撤退，使性交行为无法进行，或给医生进行妇科检查造成极大困难。Ⅱ级及以上的阴道痉挛必须接受正规治疗才能缓解症状或者治愈。

诊断要依据病史和临床表现做出。阴道痉挛要与单纯恐惧所致的回避性交相鉴别。

3)咨询或治疗：阴道痉挛的咨询或治疗要注意找出致病原因，对症治疗。

①性教育：性爱既是人类繁衍后代的必要过程，也是夫妻增加感情交流的愉悦过程，了解必要的性知识，掌握必要的性技巧。

②心理治疗：尤其是Ⅱ级以上的阴道痉挛须接受正规治疗才能治愈。常用的心理治疗

有满灌疗法、系统脱敏疗法、肌肉训练法。

③药物治疗：一些药物如液状石蜡、特制冻胶、阴道润滑剂等，外用或纳入阴道使用可以起到增润防痛的效果。

（2）性交疼痛（dyspareunia）指性交时或性交后出现的生殖器部位的疼痛。性交疼痛不是由阴道痉挛或阴道润滑不足引起，它既可发生在性交的过程中，也可发生在性交结束后。

1）病因

①器质性因素：性交疼痛由器质性病变引起的情况很常见，如生殖器感染、盆腔肿瘤、子宫内膜异位症、阴道瘢痕狭窄、生殖器畸形等。

②心理因素：女性对性器官的解剖生理缺乏认识，夫妻双方缺乏性生活的知识和经验。

③功能性因素：由性唤起障碍导致的外阴和阴道润滑不足、对性交恐惧压制性反应等可以引起性交疼痛。

2）临床表现与诊断：性交疼痛表现为阴茎试图插入时、性交过程中以及性交后的疼痛，疼痛部位出现在外阴、阴道、盆腔深部，以及下腹和腰骶部等。根据患者的主诉和临床表现可以做出诊断。

3）咨询与治疗：要根据性交疼痛的病因对症治疗。

①性教育：耐心询问病史，做好心理安慰，同时指导患者学习必要知识，克服恐惧。

②心理治疗：心理疏导疗法、性感集中训练、系统脱敏治疗、催眠疗法、松弛训练等心理治疗方法，对于缓解性交焦虑和恐惧、消除性交时的疼痛感等，起到明显的治疗作用。

③医学治疗：器质性病变引起的性交疼痛需要做积极的医学治疗，如手术矫正生殖道畸形、肿瘤根治术等。一些功能性因素引起的性交疼痛可用激素治疗，如雌孕激素替代治疗用于绝经期女性，能够增强阴蒂的敏感性，提高性欲。

（3）非性交性疼痛：是指反复或经常出现非性交形式引起的生殖器疼痛。

1）病因：通常由泌尿生殖系统器质性病变和精神因素导致。

2）临床表现与诊断：表现为非插入性刺激下的生殖器部位如外阴、阴道、盆腔深部等疼痛感。根据患者主诉可以做出诊断。

3）咨询或治疗：原发躯体疾病治疗，可以配合认知行为治疗、理性情绪疗法等心理治疗，以及中医中药治疗。

（三）本章小结

本章详细阐述了性功能障碍的概念、分类，性功能障碍对生活质量的影响，分别介绍了男性勃起功能障碍、早泄、逆行射精与不射精的临床表现和诊断、病因、咨询与治疗；女性性欲障碍、性唤起障碍、性高潮障碍和性交疼痛障碍的临床表现和诊断、病因、咨询与治疗。

三、习题

（一）单选题

1. 男性常见的性功能障碍**不包括**

A. 勃起障碍　　B. 射精过早　　C. 射精延迟
D. 性欲过强　　E. 不射精

2. 以下**不属于**造成ED的内分泌因素的是

A. 性腺功能亢进　　B. 高催乳素血症　　C. 甲状腺功能减退或亢进

D. 糖尿病　E. Klinefeiter 综合征

3. 包茎、包皮系带过短等容易导致

A. 勃起障碍　B. 早泄　C. 不射精

D. 逆行射精　E. 性欲亢进

4. 5-羟色胺（5-HT）水平低下会产生的影响是

A. 勃起障碍　B. 逆行射精　C. 不射精

D. 早泄　E. 性欲亢进

5. 先天性宽膀胱颈、膀胱颈梗阻以及膀胱颈切除术等，容易导致

A. 勃起障碍　B. 早泄　C. 不射精

D. 逆行射精　E. 性欲亢进

6. 女性性功能障碍原因有

A. 生理原因　B. 心理原因　C. 社会原因

D. 以上都是　E. 以上都不是

7. 性知识教育**不涉及**

A. 解剖生理功能知识　B. 理疗知识　C. 心理调适知识

D. 性伦理道德知识　E. 性心理健康知识

8. 女性性欲低下说法，**错误**的是

A. 经常或反复出现性幻想

B. 诊断主要依据患者的主观感受，与性活动的频率无关

C. 既是心理现象又是生理现象

D. 严重者厌恶一切有关性与非性的亲昵行为

E. 心理因素是导致女性性欲低下的主要因素

9. 以下可以**不是**性欲亢进的原因是

A. 强迫症　B. 精神压抑　C. 肾上腺肿瘤

D. 甲亢　E. 躁狂症

10. 以下与性交疼痛互为因果关系的是

A. 阴道痉挛　B. 性交疼痛　C. 性感缺失

D. 非性交性疼痛　E. 性欲低下

（二）多选题

1. 性反应周期分为

A. 兴奋期　B. 持续期　C. 高潮期

D. 消退期　E. 不应期

2. 常见的男性性功能障碍是

A. 阴茎勃起异常　B. 射精异常　C. 性欲唤起异常

D. 阴茎插入异常　E. 性高潮异常

3. 导致勃起功能障碍的原因有

A. 年龄　B. 心理因素　C. 内分泌因素

D. 神经系统因素　E. 不良嗜好

4. 勃起功能障碍所需进行的实验室检查**不包括**

A. 阴茎血流检测　B. 肝肾功能　C. 血糖、尿糖及血脂检查

D. 内分泌测定　　E. 临床心理量表测试

5. 针对夫妻双方同时进行勃起功能障碍的性心理治疗包括
   A. 性健康教育　　B. 性技巧培训　　C. 性感集中训练
   D. 认知行为治疗　　E. 基因治疗
6. 性交疼痛障碍分为
   A. 阴道痉挛　　B. 性交疼痛　　C. 性感缺失
   D. 非性交性疼痛　　E. 性冷淡
7. 女性性功能障碍包括
   A. 性欲障碍　　B. 性唤起障碍　　C. 性高潮障碍
   D. 性交疼痛障碍　　E. 性感缺失
8. 依据ICD-10，以下属于非器质性性功能障碍的是
   A. 性欲减退或缺失　　B. 性厌恶及性乐缺乏　　C. 早泄
   D. 生殖器反应丧失　　E. 性高潮功能障碍
9. 男性性功能障碍对生活质量的影响，包括
   A. 身体功能下降　　B. 影响男性生育　　C. 无性快感
   D. 降低男性自信心　　E. 破坏家庭稳定
10. 早泄的治疗，主要包括
    A. 心理支持治疗　　B. 行为治疗　　C. 局部药物治疗
    D. 口服药物治疗　　E. 基因治疗
11. 女性性功能障碍的咨询与治疗，主要包括
    A. 性知识　　B. 性教育　　C. 心理治疗
    D. 性治疗　　E. 药物治疗

（三）名词解释

1. 性功能障碍
2. 勃起功能障碍
3. 性欲障碍
4. 性唤起障碍
5. 性交疼痛障碍

（四）简答题

1. 简述性功能障碍的分类有哪些？
2. 简述勃起功能障碍的病因与发病机制。
3. 简述早泄的病因和发病机制。
4. 简述女性性唤起障碍的诊断应注意什么。
5. 简述性交疼痛的引起因素。
6. 简述性感集中训练。

（五）论述题

论述性功能障碍对生活质量的影响。

（六）综合应用题

患者，女性，29岁，已婚。主诉：婚后对性生活不感兴趣，又怕影响夫妻关系，所以常常勉强自己应付丈夫的亲热要求，感到苦恼，前来求诊。询问病史得知，患者与丈夫是大学同

学，毕业后结婚，尚未生育，夫妻感情尚好。曾去医院就诊，未发现任何异常。该病例可能诊断的问题是什么并说明依据，简要说明治疗方案。

四、参考答案

（一）单选题

1. 答案：D

试题分析：男性常见的性功能障碍包括阴茎勃起障碍和射精异常。射精异常包括射精过早和射精延迟。不包括性欲过强。

2. 答案：A

试题分析：造成ED的内分泌因素有高催乳素血症、甲状腺功能减退或亢进、糖尿病。

3. 答案：B

试题分析：包茎、包皮系带过短等容易导致早泄。

4. 答案：D

试题分析：5-羟色胺（5-HT）水平低下会导致早泄。

5. 答案：D

试题分析：先天性宽膀胱颈、膀胱颈梗阻以及膀胱颈切除术等，都是引发逆行射精的主要病因。

6. 答案：D

试题分析：女性性功能障碍原因有生理、心理和社会原因。

7. 答案：B

试题分析：性知识教育包括解剖生理功能、心理调适及性伦理道德知识。

8. 答案：A

试题分析：女性性欲亢进会经常或反复出现性幻想。

9. 答案：B

试题分析：精神压抑可称为性欲低下的原因。

10. 答案：A

试题分析：阴道痉挛与性交疼痛互为因果关系。

（二）多选题

1. 答案：ABCD

试题分析：性反应周期分为兴奋期、持续期、高潮期、消退期四个阶段。

2. 答案：AB

试题分析：男性常见的性功能障碍包括阴茎勃起障碍和射精异常。

3. 答案：ABCDE

试题分析：导致勃起功能障碍的原因有：年龄、心理因素、内分泌因素、神经系统因素以及不良嗜好。

4. 答案：AD

试题分析：勃起功能障碍所需进行的实验室检查包括：肝肾功能、血糖尿糖及血脂检查、临床心理量表测试。

5. 答案：ABCD

试题分析：针对夫妻双方同时进行ED的性心理治疗包括性健康教育、性技巧培训、性感集中训练、认知行为治疗等。

6. 答案：ABD

试题分析：性交疼痛障碍分为：阴道痉挛、性交疼痛和非性交性疼痛。

7. 答案：ABCD

试题分析：女性性功能障碍是指女性在性反应周期中发生性欲和性心理生理的各种紊乱，以致不能参与或不能达到预期的性关系，而导致个人痛苦。女性性功能障碍包括性欲障碍、性唤起障碍、性高潮障碍和性交疼痛障碍。

8. 答案：ABCDE

试题分析：依据ICD-10的分类，非器质性性功能障碍包括性欲减退或缺失、性厌恶及性乐缺乏、早泄、生殖器反应丧失、性高潮功能障碍、非器质性阴道痉挛、非器质性性交疼痛、性欲亢进等。

9. 答案：ABDE

试题分析：男性性功能障碍对生活质量的影响有身体功能下降、影响男性生育、降低男性自信心、破坏家庭稳定。

10. 答案：ABCD

试题分析：早泄的治疗包括以下几个方面：心理支持治疗、行为治疗、局部药物治疗、口服药物治疗。

11. 答案：ABCDE

试题分析：女性性功能障碍的咨询与治疗应该包括影响性功能的所有方面，包括性知识、性教育、心理治疗、性治疗和药物治疗等。

（三）名词解释

1. 性功能障碍：指不能完成正常的性活动，或者在正常的性活动中不能得到性满足。

2. 勃起功能障碍：指阴茎不能达到或维持充分的勃起以获得满意的性生活。

3. 性欲障碍：指女性的性需求发生紊乱，以致不能达到预期的性关系而使个人精神痛苦。女性性欲障碍包括性欲低下和性欲亢进。

4. 性唤起障碍：指经常或反复发生不能获得或维持充分的性刺激，而导致个人困扰，可以表现为主观兴奋、生殖器官反应和其他身体反应的缺乏。

5. 性交疼痛障碍：指反复或经常在性交时出现生殖器疼痛。

（四）简答题

1. 答案要点：性功能障碍分为两大类，一类是功能性性功能障碍，一类是器质性性功能障碍。功能性性功能障碍是指在病因上没有明显的器质性病变，出现障碍的原因是由于心理、社会环境及一些其他因素的影响而造成的功能性紊乱。器质性性功能障碍则是由于生殖器官病变或其他器官病变而引起的性功能障碍。功能性与器质性的划分是相对的，二者是紧密联系不可区分的。

2. 答案要点：

1）年龄。

2）心理因素：①性知识教育不足；②错误的性教育；③心理创伤；④夫妻关系不和谐；⑤不适当的性刺激。

3）内分泌因素：①性腺功能低下；②高催乳素血症；③甲状腺功能减退或亢进；④糖尿病。

4）神经系统因素：脊髓损伤和外科手术。

5）不良嗜好：吸烟、吸食毒品以及酗酒等会引发 ED。

3. 答案要点：早泄的病因和发病机制主要包括生理因素和心理因素两大方面。

（1）生理因素：①生理差异，如包茎、包皮系带过短等；②引起交感神经损伤的疾病，如前列腺肥大、动脉硬化、糖尿病以及盆腔骨折等；③慢性泌尿生殖系统疾病，如慢性前列腺炎、精囊炎等；④ 5- 羟色胺水平低下；⑤龟头感觉阈值降低。

（2）心理因素：①焦虑；②性唤起增强；③早年性经历；④伴侣因素；⑤性伴侣增加男性的心理压力；⑥其他因素：如性知识缺乏、居住环境差、频繁手淫、夫妻感情不融洽以及阶段性性交次数过少等。

4. 答案要点：应注意全面采集医学的、性生活的和心理社会的病史。询问病史时，需要了解患者的婚姻状况、性交史、对性的态度与观念、人际关系、工作情况等，以期发现影响患者性反应的社会心理因素。询问躯体疾病史，并进行全面的体格检查、必要的实验室检查和辅助检查。生殖器官的检查主要是盆腔检查、生殖道细胞学检查、生殖器官活组织检查、阴道 pH 测定、阴道顺应性测定、生殖道震动感应阈值测定等，其他检查包括激素水平测定、磁共振成像检查（MRI）、电子计算机体层扫描检查（CT）、彩超多普勒测定、染色体分析、基因诊断等。

5. 答案要点：既可以由精神因素引起，也可以由器质性病变因素引起。

（1）器质性因素：性交疼痛由器质性病变引起的情况很常见，如生殖器感染、盆腔肿瘤、子宫内膜异位症、阴道瘢痕狭窄、生殖器畸形等。

（2）心理因素：女性对性器官的解剖生理缺乏认识，夫妻双方缺乏性生活的知识和经验，女方未出现性兴奋反应即有阴茎插入或者阴茎插入过深顶撞宫颈部以及周围韧带导致不适感，对阴茎及性交伤害极度恐惧等，均可引起性交疼痛。

（3）功能性因素：由性唤起障碍导致的外阴阴道润滑不足、对性交恐惧压制性反应等可以引起性交疼痛。此外，生理性萎缩也可引起性交疼痛，如分娩后、哺乳期、绝经后等。

6. 答案要点：性感集中训练是以提高性活动过程中的主观感受为主要目的的训练方式。分为三个阶段：第一阶段为指导患者集中精力体验配偶爱抚身体（除外生殖器官）的感受；第二阶段为用手刺激生殖器官但避免性交；第三阶段为在生殖器官受刺激产生良好躯体反应的前提下，进行性交活动，但要以体验身心愉悦为主，不追求性高潮。

（五）论述题

答案要点：

（1）男性性功能障碍对生活质量的影响

1）身体功能下降：如果某个器官产生病症，必然会对一些相应的器官产生影响。如勃起功能障碍除了与心理因素相关外，还与一些慢性疾病如心血管疾病、内分泌疾病等有关。

2）降低男性自信心：性功能障碍会造成男性长时间的心情苦闷、情绪压抑，使其丧失生活激情、消极委靡，甚至出现心理疾病。

3）影响男性生育：不仅影响患者的生育能力，还可能会影响下一代的健康。

4）破坏家庭稳定：性生活的不和谐给婚姻稳定带来了一定的负面影响，出现矛盾及误解，甚至造成家庭的破裂。

（2）女性性功能障碍对生活质量的影响

1）引起女性不孕：部分性功能障碍，如阴道痉挛、性交疼痛、高潮障碍等，造成性交机会减少或者无法完成性生活，受孕的机会减少或不孕。

2）对个人的影响：性功能障碍给女性在生理与心理方面产生压抑与困扰，影响她们的生活质量，也造成她们社会交往方面的障碍。

3）对家庭生活的影响：性功能障碍影响夫妻之间的感情，家庭氛围易紧张和压抑，破坏家庭的和谐与稳定。

（六）综合应用题

答案要点：根据病史和临床表现，该病例可能诊断为性欲低下。依据：患者对性活动缺乏主观愿望和兴趣。

咨询和治疗方案采用性感集中训练法。具体做法是：第一步：性认识的一致。向夫妻双方详细介绍性的解剖、生理和心理知识，重点要介绍男女性反应周期的特点，不同的性表达方式及如何唤起性兴奋等。在这个阶段，要求夫妻分开居住，禁止性交，其目的是为了消除对性活动的顾虑。此阶段约 3~5 天。第二步：非性器官的肉体及情感交流。上一步完成后，要求夫妻双方赤身裸体地躺在一起，互相接吻、拥抱和抚摸全身，但注意不要抚摸乳房和性器官。在进行这些活动时，可以用一些亲昵的言语进行交流，并体会由此带来的皮肤快感和情感享受。在这个阶段往往出现性兴奋，但告知夫妻双方一定不要性交，应该把注意力集中到体会整个身体的快感上。此阶段约 3~5 天。第三步：性器官抚摸与手淫技术的应用。在继续上一步活动的基础上，夫妻双方都要寻找自身性器官的最佳性刺激点。一般地，男性的最佳性刺激点多集中在阴茎系带，女性则多为阴蒂和阴道口。当男女双方通过自身对性器官的刺激而达到最佳性快感后，开始彼此抚摸性器官，使对方感到舒适。互相抚摸性器官时，双方应避免讲话以防冲淡愉快感受。这个阶段仍然不要性交，而在操作过程中尽量体会心身的欣快感，并逐渐把性感集中到性器官上。此阶段约 2~3 天。第四步：治疗性性交活动。在上述三步完成以后，就可以进行性交活动了。

（吴义高）

第十一章　性犯罪心理与相关法律

一、学习指导大纲

1. **掌握**：性犯罪者的心理问题及心理矫正，性受害者的心理问题及心理辅导。
2. **熟悉**：性犯罪的心理特征。
3. **了解**：性犯罪相关法律。

二、教材精要

（一）内容简介

本章首先介绍了性犯罪心理的概念、类型，并分析了其产生的原因，之后重点对性犯罪者的心理问题与心理矫治、性受害者的心理问题与心理辅导进行了详细阐述。

（二）内容精要

1. 性犯罪心理

（1）性犯罪心理的概念：性犯罪心理（psychology in sexual crime）是针对性犯罪事件中心理动机等的发生、发展和活动规律的研究，属于心理学和性犯罪学的交叉学科范畴。

1）性犯罪心理学科的沿革：性犯罪心理主要由精神病学家、心理学家、法学家和社会学家等进行研究。最早的论述出现在德国精神病学家理查德·冯·克拉夫特-艾宾（Richard von Krafft-Ebing）的著作《性病态心理学》中。进入20世纪，精神分析学家对性犯罪心理进行了较多的研究。在世界范围内性犯罪是个突出的社会问题，研究其心理学动因，并进行预防与干预，对于减少性犯罪、维护社会和谐将起到积极的推动作用。

2）性犯罪心理的流行病学：《世界暴力与卫生报告总结》（*World Report on Violence and Health Summary*, 2002）中显示，日本613例受虐待妇女中，有10%的受害者遭受了躯体暴力，而57%曾遭受躯体、精神和性暴力攻击。在墨西哥遭受伴侣躯体暴力攻击的妇女中，有半数以上还受到过性虐待。相关资料表明，在一些国家，接近1/4的妇女曾被伴侣施加性暴力，近1/3的青春期少女被迫发生初次性行为。

美国明尼苏达大学（德鲁斯社会学研究所）针对中国内地所作的性犯罪研究报告揭示，大约有10.8%的未成年女性曾遭受程度不等的性骚扰。报告同时指出，在中国，性依然是不登大雅之堂的话题，中国的家庭社会环境仍旧视“性”为影响孩子身心健康的内容，学校也从未对此有过真正意义上的重视。数据表明，60%的犯罪者已婚甚至有自己的孩子，施暴者所要获取的，并非性欲上的快感，而是通过权力或暴力带来的占有欲或征服欲。现实生活中只有不到30%的受害人会选择报案。即使报案，大多数人也会选择不起诉。依然有不少人将男女之间的性视为一种权力或金钱上的交易，故很多人会选择用金钱解决后续问题。同时，亦有不少舆论也会将性侵问题归为女性自身的不自重、不自爱。再次，法律上的空白也让很多受害者得不到有效的保护。在我国，社会及公众对性犯罪的认识及重视程度远远不够，很多人从未认识到性侵犯可能是多种形式的威胁或暴力。

要从源头上理清性犯罪的问题，就需要回归到家庭及学校、社会的性教育与性认知的层面。随着国内社会结构不断发生演变以及女性地位的崛起，愈来愈多的女性开始自我意识的认知和探讨，越来越多的女性从自身立场重新审视性偏差，在这样一种大环境文化的推动下，性科学（包含性别教育）在中国社会的推动只能是时间问题。

3）性犯罪心理特征

①隐匿性特征：性犯罪心理是性罪犯大脑有意识的活动，在实施犯罪以前，即没有以言语或行为的形式表现出来以前，亦即没有发生性犯罪行为之前，是看不见、摸不着的。当实施性犯罪行为以后，性犯罪的心理才有可能暴露无疑。

②相对独立性：在行为人实施性犯罪行为之前，性犯罪心理就已经独立存在了。当性犯罪行为结束后，性犯罪心理不一定结束，它可以继续独立存在于性犯罪行为人的意识之中。

③性犯罪心理形成在先，性犯罪行为发生在后：性犯罪行为的性质往往由性犯罪心理状况所决定的。

（2）性犯罪的类型：《刑法》中涉及性有关的犯罪有：强奸罪、强制猥亵、侮辱妇女罪、猥亵儿童罪、聚众淫乱罪、组织淫秽表演罪等。

1）强奸罪：是指违背妇女意志，使用暴力、胁迫或者其他手段，强行与妇女发生性交的行为。

①特征：

a. 客体要件：本罪侵犯的是妇女的性权利。犯罪对象是所有女性。

b. 客观要件：须违背妇女意志。这是强奸罪的本质特征。常见的手段有以下三种：一是使用暴力手段；二是使用胁迫手段；三是其他手段，是指犯罪分子使用暴力、胁迫之外的手段，使受害人不知反抗或无法反抗。

c. 主体要件：本罪的主体为一般主体，依照《刑法》第 17 条第二款规定，年满十四周岁具有刑事责任能力的男子。

d. 主观要件：主观方面表现为直接故意，并且具有奸淫的目的。即犯罪分子存在意图与受害人发生性关系的行为目的。

②强奸罪的认定：

a. 与通奸相区分：通奸是指一方或双方有配偶的男女之间，自愿发生性交行为。在男女发生性行为时，既不违背妇女意志，又无强迫对方就范的行为，双方从内心意愿表达到外部行为表现完全自愿，属典型的通奸行为。

b. 强奸未遂与强制猥亵、侮辱妇女相区分：两类案件中有无奸淫目的是区分的关键，如犯罪分子具有奸淫目的，在实施强奸行为过程中，由于意志之外的因素未达到奸淫目的，应以强奸未遂论处；如果犯罪分子没有奸淫目的，只是通过暴力、胁迫或其他手段强制猥亵、侮辱妇女，以此达到满足其变态性欲的目的，应以强制猥亵、侮辱妇女罪论处。

c. 轮奸与聚众淫乱活动相区分：轮奸是指两名以上男性共同故意，在同一时间地点，轮流对一名受害人进行奸淫的行为。聚众淫乱是指数名男女在首要分子的组织下，乱搞两性关系，相互玩弄的淫乱活动。

③强奸罪的处罚:《刑法》第二百三十六条规定,犯本罪的处3年以上10年以下有期徒刑。有下列情形之一的,处10年以上有期徒刑、无期徒刑或者死刑:强奸妇女、奸淫幼女情节恶劣的;强奸妇女、奸淫幼女多人的;在公共场所当众强奸妇女的;二人以上轮奸的;致使被害人重伤、死亡或者造成其他严重后果的。上述情形中,“强奸妇女情节恶劣的”一般是指强奸妇女手段残忍;强奸严重精神病患者、智力缺陷者、孕妇、病妇的;多次强奸同一受害人等。“强奸妇女多人”是指三人以上。

2)强制猥亵、侮辱妇女罪:是指使用暴力、胁迫或者其他手段强制猥亵、侮辱妇女的行为。本罪侵犯的客体是复杂客体,包括妇女的人身权利、人格尊严和社会秩序。客观方面表现为使用暴力、胁迫或者其他手段,强制猥亵、侮辱妇女的行为。主体是男性,女性可成为共犯。主观方面出于直接故意,通常为满足变态性欲,或羞辱女性使其当众出丑等目的,一般无奸淫目的。

对本罪处罚见《刑法》第二百三十七条的规定,“处5年以下有期徒刑或者拘役;聚众或者在公共场所当众犯本罪的,处5年以上有期徒刑”。

3)猥亵儿童罪:是指对不满14周岁的儿童实施猥亵的行为。本罪侵犯的客体是儿童的身心健康及人格尊严。客观方面表现为对不满14周岁的儿童实施猥亵的行为,猥亵行为可以表现为暴力性和非暴力性两种形式。主体是一般主体,主观方面出于直接故意。

对本罪处罚见《刑法》第二百三十七条的规定,“处5年以下有期徒刑或者拘役;聚众或者在公共场所当众犯本罪的,处5年以上有期徒刑”。

4)强迫卖淫罪:是指使用暴力、胁迫或者其他手段,迫使他人卖淫的行为。本罪侵犯的客体是他人的人身权利和性的不可侵犯的权利,犯罪的对象是“他人”,这里的“他人”主要是指妇女,但也包括不满14周岁的幼女和男性。客观方面表现为违背他人意志,用暴力、胁迫或者其他方法迫使他人卖淫。实践中强迫他人卖淫的手段主要为强迫或胁迫手段。本罪的主体是一般主体,主观方面出于直接故意。

对本罪处罚见《刑法》第三百五十八条的规定,“组织他人卖淫或者强迫他人卖淫的,处5年以上10年以下有期徒刑,并处罚金,有下列情形之一的,处10年以上有期徒刑或者无期徒刑,并处罚金或者没收财产:组织他人卖淫,情节严重的;强迫不满14周岁的幼女卖淫的;强迫多人卖淫或者多次强迫他人卖淫的;强奸后迫使卖淫的;造成被强迫卖淫的人重伤、死亡或者其他严重后果的。有前款所列情形之一,情节特别严重的,处无期徒刑或者死刑,并处没收财产”。

5)聚众淫乱罪:是指聚集多人集体进行淫乱的行为。聚众是指聚集3名以上的人员。进行淫乱活动是指进行异性或同性之间的违反道德规范的性交行为。本罪侵犯的客体是社会公共秩序。本罪在客观方面是实施了聚众行为和进行了淫乱活动两个方面。主体是一般主体,主观方面出于直接故意。

对本罪处罚见《刑法》第三百零一条的规定,“首要分子和多次参加者,处5年以下有期徒刑、拘役或管制”。

6)组织淫秽表演罪:是指组织进行淫秽表演的行为。本罪侵犯的客体是社会公序良俗和社会管理秩序。客观方面表现为组织他人当众进行色情淫荡、挑拨性欲的形体或动作表演。主体是一般主体,即具备刑事责任能力的自然人均能构成本罪,另外,单位也可构成本罪。本罪在主观方面表现为故意,但行为人不必出于牟利目的。

本罪处罚依据《刑法》第三百六十五条、三百六十六条的规定,“处3年以下有期徒刑、拘役或者管制，并处罚金；情节严重的，处3年以上10年以下有期徒刑，并处罚金”。

(3)性犯罪的原因

1)生物学原因：研究认为男子性犯罪行为除了与社会、心理、教育等原因有关外，也存在着生物学基础。性犯罪的物质基础自然离不开性激素。性激素是内分泌细胞制造的，人体内分泌细胞形成了内分泌腺，可分泌雌激素、孕激素、雄激素。正常情况下，性激素具有促进个体生殖器官发育成熟、生殖功能的作用，并在一定程度上促进恋爱和性行为的发生。总之，性激素水平异常和调节功能异常，以及精神和神经系统疾病，都可能导致个体的性犯罪行为。

2)家庭因素

①家庭的性文化的影响：封建宗法社会以“男女授受不亲”的封建礼法作为家庭伦理制度，家庭性文化呈现四大特征：封闭性知识的学习渠道、压抑合理的性需求、强调性的责任意识以及强化性耻感。随着改革开放和社会变迁，“自由、开放、民主”的观念逐渐融入到家庭伦理中，家庭伦理价值观念走向多元化，出现了价值评判和取向的多元视角。一方面，文明进步的家庭伦理观念深入人心，个体更倾向于以自己的情感需求来确定自己的择偶和性爱观；另一方面，不同家庭模式间的矛盾导致家庭性文化的不完整，性行为仍然被束缚在传统道德层面下，性耻感仍然非常强烈。这种既开放又封闭的家庭文化矛盾增大了个体通过在家庭内部合法释放自己压抑的性焦虑的机会难度。另外，过度张扬的个性、追逐利益的功利意识也往往导致人们家庭责任感的缺失和性道德观念的淡化。

②家庭教养方式的影响：家庭教养方式直接导致子女包括性取向在内的社会价值取向。子女在青春期性萌动的过程中，多数父母难以通过科学合理的态度和方法传授孩子性知识，往往对孩子的性萌动施以过度管束，这种做法一方面增加了孩子的性耻感，另一方面可能会将孩子推向更极端的性自由化方向；社会生活节奏加快导致有些家庭成员之间的情感关系日渐疏远，单亲家庭、婚外情、家庭暴力等现象日渐增加，这些现象对于子女正确的性观念培养是非常不利的因素。

③流动人口的家庭生活方式：流动人口中的青壮年男性因远离家庭而缺乏合法的性需求满足渠道，导致其成为性犯罪的高发人群。与此同时，缺乏青壮年男性的留守家庭，成为易被性侵犯的弱势群体；留守家庭中的孩子缺少父母的关爱和来自父母的家庭性教育，未来也可能是性犯罪的潜在高危人群。

3)心理社会因素

①社会因素：a. 改革开放使经济飞速发展、国家快速崛起的同时，也带来了不少负面的影响，如充斥互联网的黄色网站、黄色图片、黄色视频，西方过度开放的性观念，充斥大街的部分歌厅、发廊、迪厅、酒吧，洗浴等，灯红酒绿，使人们的传统的性观念受到潜移默化的影响；b. 城乡及区域发展的不平衡，导致数亿流动人口大军涌动，他们中的大多数人都过着“牛郎织女”般生活，这一比较严重的社会问题蕴藏着潜在的隐患；c. 性教育滞后是一个重要的原因。

②心理因素：a. 精神疾病已成为我国严重的公共卫生和社会问题。许多精神障碍及神经疾病发病期患者，由于受病情的影响，对自己行为的约束力和社会规则的适应力减弱，更容易导致性犯罪行为的发生；b. 精神活性物质或非成瘾性物质所致精神障碍患者等都可能在发病期发生性犯罪行为。

4)历史、社会文化因素

①封建历史原因：由于我国封建历史上性禁锢的积尘过深，相当一部分民众对性生理、

性心理、性行为、性道德、性规范和性文化等缺乏足够认识，更是缺乏对青少年的科学性教育体系。而西方社会的性观念和性文化正严重冲击着我国民众头脑中尚未成型的性文化模式，造成民众心理层面上的"性迷茫"现象。特别是"性自由"的思想，许多人只知"自由"，并未深入了解其背后整体的性文化体系，从而造成了性责任意识缺乏的不良后果。加之当前社会在一定程度上对中国传统文化中优良美德教育的忽视和淡化。这些都是造成当前性观念混乱的重要原因，在一定程度上促进了性犯罪率的上升。

②媒体的影响：媒体特别是电影电视中不加干预和掩饰的性镜头，以及色情文学的泛滥，对于性犯罪率上升也起着推波助澜的作用。现代社会呈现三大特点：一是电视的普及使得媒体引导民众生活和思维的力量越来越强大；二是网络的普及使得民众特别是青年人群获得了比电视更为广泛的信息来源；三是信息的传播使文化彻底打破了时间、空间和阶层间的限制，在全球范围内流行。这就使得一个中国的大学生在家中打开网页可以免费学习耶鲁大学的公开课，也可以打开另一个网页免费下载色情电影。这些无疑对性犯罪者起着推波助澜的作用。

③习俗：由于历史原因所形成的习俗，使得我国民众羞于谈性，也羞于在公开渠道学习、交流与性有关的信息，这普遍增加了民众潜在的性焦虑水平和性迷茫感；而另一方面，本能的驱使又会使处于青春期的个体更容易通过缺乏监管的媒体、网络等途径满足其性需求，其中不乏被误导者。一些个体由于性道德观念和法律意识淡薄，或被不良的性教育所误导，或者在失恋、失学等情况下出现对性的扭曲心态，就可能产生性犯罪行为。

总之，性犯罪心理的产生，不但受其生理因素影响，也受其家庭因素的影响和历史、文化、社会舆论、道德风气、媒体与网络等多种因素共同作用。

（4）与性犯罪相关的法律问题：我国现行打击性犯罪的法律法规，在打击性犯罪的实践中发挥了巨大的作用，有效地震慑了性犯罪分子，保护了公民的合法权益。但是，仍然存在一些缺陷，随着法制化进程的不断推进，应该及时进行修订。

1）性犯罪范围设置问题：目前与性犯罪相关的规定与我国的基本国情是相符的，反映了当前性侵犯的主要形式。但随着经济社会的迅速发展，这些法律设置显得不能适应社会的情势变化。一些以前比较少见的性侵犯形式开始增多，给公民的生命健康安全造成了严重的威胁，有的案件造成了恶劣的社会影响。而我国的立法由于各种原因，对于这方面的认识仍然停留在比较保守和滞后的状态，结果导致不能有效地打击犯罪、保护公民的合法权益，使得相当一部分罪行严重的性侵犯者得以逃脱法律的制裁，其后果不言而喻。

2）性侵犯的主体不完整：人类历史上乃至现实社会中绝大多数的性侵犯都是由男性对女性实施的。然而，随着社会的发展，"女权"运动和"性解放"思想的影响，女性实施性侵害的情况已经逐渐增多。由于中国传统思想的影响，相当一部分男性在受到类似的侵犯时选择了沉默。随着社会发展变革，原先被人们视为异端的同性恋逐渐被默许和容忍，同性恋的人数也在逐渐增加。在这种情况下，就有可能出现女同性恋者对其他不愿与其发生性关系的女性进行性攻击的情形。虽然女性的生理特征决定了其不可能出现像异性强奸那样的情形，认定标准可能不同，由于法律的缺失，一般将女性攻击女性划入到猥亵或侮辱当中去，或以故意伤害罪论处（视具体案情而定），在实践中既有男同也有女同间发生性攻击的案件。

3）性犯罪客体界定狭窄的问题：我国的《民法通则》和《刑法》更精确地将儿童的年龄界

定在14周岁以下。刑法规定的性侵犯的犯罪对象只能是妇女或者儿童，作为14周岁以上的男性，包括未满18周岁的未成年人则被排除在法律的保护范围之外。但实际上，男性被侵犯的情况并不少见，特别是男性受到男同性恋者的攻击，一旦受害者报案，会遇到报案无门或是寻求法律援助无门的窘境。同样，当发生"鸡奸"行为时，如果受害人报案，也会有相同的待遇。

4）罪与非罪、此罪与彼罪的界定不清问题：①刑法第236条第2款规定：奸淫不满14周岁的幼女的，以强奸论，从重处罚。所以奸淫幼女不能单独定罪，但原先的司法解释却将此条款单独定为奸淫幼女罪，这显然是矛盾的。此外，刑法规定的"奸淫"与"猥亵"在犯罪对象为女童时会发生重合。因为奸淫幼女即指发生"性交"。而在猥亵女童中，猥亵行为同样包括用生殖器接触幼女的性器官，这样要认定犯罪人是奸淫还是猥亵，就只能凭他的犯罪目的来判断了，而这无疑是相当困难的。

②我国刑法对于性行为特别是"性交"的界定给司法实践带来了麻烦：随着时代的发展，"性交"的范围和方式也在发生改变。一旦发生实质上是侵犯公民性权利的侵害行为时，犯罪分子甚至可以逍遥法外。

2. 性犯罪者的心理问题与心理矫治

（1）性犯罪者的心理问题：犯罪主要是通过力量的使用、年龄的悬殊、对亲密关系的侵犯和对公共秩序的侵害来定义的。其本质并不仅仅是一种性行为和犯罪行为，往往同时也伴有心理功能失常。有时也是一种感情脆弱或心理不安全的个人，无法处理日常生活中的压力、紧张和要求时进行的一种自暴自弃、不顾生死的暴力行为。一般而言，性犯罪者既有性问题，也有其他方面的问题。因此，需要对性犯罪者进行社会、认知、情感、生理方面功能等的综合评价。

1）强奸者的分类：识别强奸犯亚群体主要依据行为动机的变化，大体可分为5种类型：

①暴力型性侵犯：是指性犯罪者使用暴力和野蛮的手段。其特点有：手段残暴、行为无耻、群体性、容易诱发其他犯罪。

②胁迫型性侵犯：是指利用自己的权势、地位、职务之便，对有求于自己的受害人加以利诱或威胁，从而强迫受害人与其发生非暴力型的性行为。其特点有：利用职务之便或乘人之危而迫使受害人就范；设置圈套，引诱受害人上钩；利用过错或隐私要挟受害人。

③社交型性侵犯：是指在自己的生活圈子里发生的性侵犯，与受害人约会的大多是熟人、同学、同乡、甚至是男朋友。又被称"熟人强奸""交往强奸""沉默强奸""酒后强奸"等。

④诱惑型性侵犯：是指利用受害人追求享乐、贪图钱财的心理、诱惑受害人而使其受到的性侵犯。

⑤滋扰型性侵犯：其主要形式有：利用靠近女性的机会有意识地接触女性私密部位；暴露生殖器等变态式性滋扰；向女性寻衅滋事，无理纠缠，用污言秽语进行挑逗或者做出下流举动对女性进行调戏，侮辱，甚至可能发展成为集体轮奸。

根据强奸行为中的敌意和控制情况，可以把强奸分成三类：震怒型强奸、权力型强奸、虐待型强奸。

强奸犯依据攻击对象不同，分为约会强奸、帮伙强奸、陌生人强奸等。

根据是否患有性变态，分为性变态强奸者和非性变态强奸者。

2）强奸者的心理：从心理学角度分析，强奸者常有如下的心理或社会特性：

①部分个体对异性父母的过分依恋，而与同性父母的关系缺失的现象。

②部分个体的早年存在家庭破碎、遭受性侵犯或青春期的性接触过多等。

③有强烈的虐待妄想。

④ 1/4 是已婚者,但其婚姻生活并不和谐美满。

⑤很多有各种犯罪记录或其他有伤风化的性变态行为记录;大多数个体人格扭曲和心理异常。

强奸者的心理类型:

①虐待狂:这些人常有暴力倾向和习惯性的敌意。

②无道德的"自我为中心主义者"。

③酗酒者,由于酒醉后的幻想引发的狂乱。

④突发者,平常循规蹈矩,由于生活或事业的挫折而导致。

⑤人格分裂的心理变态者。

3)强奸者的认知

①强奸迷思:社会上普遍流传的,对强奸事件以偏概全、似是而非的论点。常见的强奸迷思大致分为三类:有关被害者的刻板印象;有关加害者的刻板印象;有关强奸控诉的刻板印象。

②大男子主义:某些男人试图通过滥用贬低、限制、侵犯女人以达到维持自己的控制、优势和地位的目的,这其中往往存在自卑情结,即不相信通过自己合法合理的手段来获取男子气的表现。这一群体中的个体可能在某些情况下产生强奸犯罪行为。

③性幻想:非法侵害的性幻想促使强奸者对攻击产生非正常的性唤起模式,而这又被认为是强奸发生的主要动机。

4)猥亵妇女和儿童犯罪者的心理问题:除具有强奸者心理问题外,这类个体可能还存在其他的病态心理:不成熟型、挫折型、反社会型、病理型、多重型。

5)女性性犯罪者的心理问题:女性性犯罪者既有认识、情感、意志等心理过程上的原因,如过分追求所谓的性自由、性解放,把性需求同社会责任分离开来;也有个性心理特征方面的原因,如性格上偏外向、交往面宽、抑制力差、易感情冲动等。

(2)性犯罪者的心理矫治:心理矫治被看作除狱政管理、教育改造、劳动改造之外的第四大罪犯改造手段。通过改变罪犯的认知、情绪和行为,完善他们的人格,使他们更好地适应社会,不致再重新犯罪。

在对罪犯的心理矫治过程中,矫治工作者既要严格遵守平等交友、为来访罪犯保守秘密等原则,又要善于运用倾听、关注、支持等技术,还要真正做到细心、耐心和诚心。矫治罪犯要以引导罪犯自我面对问题为目标,以相信罪犯自己能够面对引发异常心理的问题为认识基础。在这一过程中,罪犯从矫治者那里获得大量的新信息,而这些新信息又促使罪犯反思问题,寻找问题根源,重新选择解决问题的方式和方法。随着心理问题的解决,罪犯获得了解决类似问题的方法。如果今后再遇到类似问题,罪犯自己也就可以从容面对,不至于再引发心理问题。罪犯自己才是改变自己的真正主体。心理矫治的过程是促进罪犯成长的过程,也是培养罪犯适应社会能力的过程。

1)建立、完善罪犯心理矫治工作的网络和制度:罪犯心理咨询是指监狱咨询员运用心理学的理论和方法,帮助有心理问题的罪犯发现自身的问题及其根源,挖掘罪犯的内在潜力,改变其原有的认识结构和不良的行为模式,以提高罪犯对监狱生活的适应性和应付各种不幸事件的能力。罪犯心理治疗,是在建立良好治疗关系的基础上,由受过专业训练并取得相应资格的心理医生或其他心理学工作者，应用心理学的理论和技术，对患有心理障碍及其他异常心理和行为的罪犯，给予诊断与治疗，以减轻或消除其心理症状，促使其克服行为障碍，增进心理健康的过程。

建立由心理健康教育中心、心理咨询联络员、心理健康宣传员组成的三级心理矫治网络是做好该项工作的组织保障。

2）性犯罪者的治疗

①躯体治疗：包括神经外科手术、外科阉割、抗雄性激素药物治疗。

②精神分析治疗：通过暴露早年创伤性关系引起的焦虑，增强自尊，减弱防卫。

③认知行为治疗：通过减弱越轨唤醒、增加非越轨唤醒、增强社会能力的技术，促进自我控制，把性行为、社会能力和认知歪曲作为治疗目标。

3）罪犯心理矫治质量评估：罪犯心理矫治质量评估是根据监狱开展罪犯心理矫治工作的总体目标和要求，按照一定的评估标准，选择恰当的评估方法，对经过一定阶段矫治的罪犯是否达到预期矫治目标和要求所作的判断和鉴定。

通过心理测查、模拟实验和系统评定，评估罪犯心理与恶习的消除程度，守法心理与良好行为习惯的建立程度。还要做好再犯罪心理预测工作。运用人格量表或专门的再犯罪预测量表，罪犯自评与他人评定相结合，对性犯罪者的人格状况、心理健康水平及性犯罪倾向进行测查，对出狱后再犯罪的可能性进行预测，为出狱人员的再犯罪预防工作奠定基础。

4）预防性犯罪的对策

①应当动员社会力量开展综合治理工作。

②坚决摒弃各种色情文化，净化周围社会环境，排除淫乱思想的侵蚀。

③不断完善中国的法律机制，长期坚持、严厉打击性犯罪，保护受害人的合法权益，倡导、弘扬见义勇为的社会风尚，切实有效地保护人们的性权利和性健康。

④在全社会推动性教育的开展。

⑤对犯有性罪错者，除了给予必要的刑事、行政处分外，还应结合劳改、劳教的实践。

⑥自觉抵制性诱惑。

3. 性受害者的心理问题与心理辅导 性受害者除可能存在身体损伤、物质损失外，其性权利被侵犯，会受到长期的精神折磨，且有时很难从外观上看出来。性受害极具隐蔽性，隐案的发生率高。性受害者会不自觉地感觉到耻辱、自责，遭受自身、社会的双重压力，会持续很长时间甚至终生。

（1）性受害者的心理问题

1）性受害者的分类

根据生理、心理特点，分为正常成年被害人、未成年被害人、缺陷型被害人。

根据被害人的责任程度，分为有责被害人、无责被害人。前者是指由于被害人本身的某些原因成了被害的原因之一；幼女、女性精神障碍患者多为无责被害人。

根据被害人的自身原因，分为激怒型被害人、表现型被害人、愚昧型被害人、好奇型被害人、盲目型被害人、贪利型被害人。

2）性受害者的心理问题：性受害者情绪上表现为恐惧、焦虑、抑郁及情感疏离；精神损伤表现为安全感丧失，感觉自己不再纯洁，不再相信自己对所生活的环境的直觉，不再相信生命的意义，自我价值感降低；其他包括慢性疼痛、滥用药物、意外怀孕、性功能障碍、感染性病等。性侵害造成的毁灭性后果，不仅使被害人自身承担沉重的负担，他们的家人和朋友，甚至她寻求帮助、给她提供关心的人也可能遭受感情上的替代创伤。

强奸创伤综合征（rape trauma syndrome，RTS）表现为躯体、认知、情感、行为等多方面的症状。通常由突发性危机阶段和长期阶段两个阶段组成。

突发性危机阶段：在强奸后立即开始，大约持续 2~3 周，此期的被害人通常表现为强烈的情感反应和部分躯体症状。极度的痛苦一般在受到伤害 3 个星期后达到峰值，而且会在第 2 个月继续达到一个峰值，受到伤害后的 2~3 个月将会有逐步的改善。艾利森（Allison）等人根据以下特征对第一阶段的这些反应进行了分类：

①否认、震惊和不相信："这不可能在我身上发生"是一种常见的反应。

②人格分裂：被害人可能不同程度地表现出人格解体。

③罪恶感、敌意和责备：贾诺夫 - 布尔曼（Janov-Bullmen）1979 年提出自责反应可能是除了恐惧之外最经常发生的反应，受害人有相当强烈的自责，以致使她们相信被奸是自己的过错，或者相信强奸犯喜欢她们。有些被害人把目标指向强奸行为，责备所有的男人或者责备导致发生性侵害行为的社会。

④退回到无助状态或者依赖状态：被害人体验到自己不再是一个独立的人的感觉，自我怀疑感，认为自己不能再控制自己的生活和自己身上发生的事情，必须依赖他人帮助其做出决定。

⑤歪曲的知觉：不信任、悲观，甚至偏执。

长期阶段：被害人开始重新组织其生活方式，重新找回平静感和对自己生活的控制感。这种重新组织可能适应也可能不适应，不同个体之间在这个阶段的反应是明显不同的，主要决定于受害者的年龄、人格特征、生活状态、强奸的环境和被害人支持者的反应等。

在强奸案件中，创伤综合征更常见于被用器具和 / 或极端的体力威胁的被害人、被陌生人强奸的人和造成身体损伤的案例。反复重现创伤性体验表现为其以各种形式体验强奸的情景。回避症状包括对强奸相关的刺激存在持续的回避和麻木的感觉。回避对象包括具体的场景、情节，有关的想法、感受与话题，甚至出现选择性遗忘。同时，会有"心理麻木"或称作"情感麻痹"的表现。另外，还有持续性焦虑和警觉水平增高。

强奸创伤综合征与创伤后应激障碍之间可能有很多相似之处，有些学者提出用后者来替代前者，有些学者则不同意，一是因为遭受性侵害者的一些反应，例如性功能障碍、价值观被破坏等不是创伤后应激障碍的诊断标准内容；二是前者强调的是对遭受性侵害者的危机干预、救助，所包含的时空范围更广。

并非所有的强奸被害人都有同样严重的症状，科斯（Coase）等人的研究强调不同的个人因素、事件因素和环境因素会影响被害人从性侵害中的康复。

3）被性虐待儿童的心理问题：1999 年，WHO 认为："儿童性虐待是指涉及性行为的儿童，他或她不能完全理解，不能给予知情同意，或由于儿童尚未发育成熟，不能给予同意；或违反了法律或社会风俗习惯的禁忌。儿童性虐待被一个儿童或一个成年人之间的行为所证实，或处于被其他同龄或成熟的孩子负责、监管或控制的关系中，该行为趋于满足其他人的需要。"

虽然大多数国家都把儿童性虐待当作犯罪，但报道的案例远远低于实际发生率。不愿报警和申诉的理由包括家长反对、害怕施虐者、羞耻感等。

儿童性虐待分为三类：非性接触的性侵害、有性接触的性侵害、性剥夺。

儿童被性虐待的后果：①近期影响：被害人的躯体损伤、精神创伤和行为变化，也可能感染性传播疾病或造成女童妊娠。②后期心理变化：包括自尊心降低、多疑、敌意、抑郁、退缩等，对成年男性的恐惧，尤其对陌生男性有所猜忌、不信任，也可能出现各种神经症性症状。③远期影响：男孩更多的出现各种反社会行为和不良习惯。女孩较多出现精神异常。

（2）性受害者的治疗：对性受害者进行积极的干预治疗，有助于其恢复到正常状态，重新积极地回归社会，促进社会和谐稳定。

对性受害者的治疗一般包括帮助度过被侵犯事件后的危机，致力于建立长期的适应。危机干预一般给性受害者提供支持和信息，鼓励她们将情绪表达出来，并且制定应对创伤的策略。心理治疗，可以帮助性受害者处理被害后的一系列情绪问题，提高自尊，避免自责，认识与此经历有关的情绪起伏，以及建立或维持正常爱的关系。治疗师还应帮助性受害者认识到启动社会支持系统的重要性。家人、朋友和医疗专业人员等都是提供帮助的潜在资源。

1）危机干预：在危机阶段，应当提供紧急援助措施，例如心理援助热线服务，陪同性受害者到医院急诊以收集法医需要的证据并获得急救，陪同去公安机关录口供，开展教育活动，解除其对被奸的不理性认识，确立正确观念。协助解决性受害者的需要和问题。

心理援助热线干预的基本策略是先稳住对方情绪，导其倾诉，晓之以理。面谈干预，基本方法是倾听、评价，干预措施包括调整认识、改变应对技巧、放松训练、扩大交往、建立支持系统等。干预技术要点包括心理急救、集体心理晤谈：

心理急救的内容：①接触和参与；②安全确认；③稳定情绪；④释疑解惑；⑤实际协助；⑥联系支持；⑦提供信息；⑧联系其他服务部门。

心理危机干预的注意事项：①心理危机干预是指针对处于心理危机状态的个人及时给予适当的心理援助。②心理危机干预的最佳时间是遭遇创伤性事件后的 24~72 小时。③心理危机干预的方法是最简易的心理治疗方法，例如倾诉、危机处理（心理支持）、放松训练、心理教育、严重事件集体减压等。④心理危机干预必须和社会支持系统结合起来。

集体心理晤谈：晤谈过程一般分为六期。

①介绍期（指导者进行自我介绍，介绍心理晤谈的规则，仔细解释保密原则等）。

②事实期（通过请受害人讲述被侵害过程中的事实使其感到整个事件由此真相大白）。

③感受期（询问有关感受的问题，事件发生时有何感受，目前有何感受，以前是否有过类似感受等）。

④症状期（请性受害者描述自己的应激反应综合征症状；询问被性侵害事件过程中性受害者的体验，目前体验，事件发生后生活改变。请性受害者讨论其体验对家庭、工作和生活造成什么影响和改变）。

⑤辅导期（介绍正常的反应；提供准确的信息，讲解事件、应激反应模式；应激反应的常态化；强调适应能力；讨论积极的适应与应对方式；提醒可能存在的消极应对方式；提供有关进一步服务的信息；给出减轻应激的策略；自我识别症状）。

⑥恢复期（总结晤谈过程，回答问题，讨论行动计划，重申共同反应，强调小组成员的相互支持和可利用的资源等）。有时可以把第二、三、四期合并进行，应注意避免二次伤害。

2）防止被性攻击的对策

①性攻击的易发情境：夏天是女性容易遭受性侵害的季节；夜晚是受害者容易遭到性侵害的时间；公共场所和僻静场所是女性容易遭受性侵害的地方。

②预防方法：a. 筑起思想防线，提高识别能力；b. 行为端正，态度明朗；c. 学会用法律保护自己；d. 学习防身术，提高自我防范的有效性。

（三）本章小结

本章首先介绍了性犯罪心理的概念、类型，并分析了其产生的原因；之后重点对性犯罪者的心理问题与心理矫治、性受害者的心理问题与心理辅导进行了详细阐述。

三、习题

（一）单选题

1. 有暴力倾向和习惯性敌意的强奸者的心理类型是

A. 虐待狂　B. 自我为中心主义者　C. 酗酒者

D. 突发者　E. 人格分裂的心理变态者

2. 既能促使强奸者对攻击产生非正常的性唤起模式，又被认为是强奸发生主要动机的是

A. 大男子主义　B. 性幻想　C. 暴力

D. 愤怒控制　E. 强奸迷思

3. 试图通过贬低、侵犯女性以达到维持自己的控制、优势和地位等目的的男性，往往存在

A. 大男子主义　B. 自卑情结　C. 处女情结

D. 猥亵动机　E. 强奸迷思

4. 可能曾经从成年女性得到性挫折感的是

A. 不成熟型猥亵儿童犯罪者　B. 反社会型猥亵儿童犯罪者

C. 挫折型猥亵儿童犯罪者　D. 病理型猥亵儿童犯罪者

E. 多重型猥亵儿童犯罪者

5. 存在严重的社会自卑的是

A. 不成熟型猥亵儿童犯罪者　B. 反社会型猥亵儿童犯罪者

C. 挫折型猥亵儿童犯罪者　D. 病理型猥亵儿童犯罪者

E. 多重型猥亵儿童犯罪者

6. 减弱越轨唤醒技术采用的是原理是

A. 经典条件反射　B. 操作性条件反射　C. 模仿学习

D. 角色扮演　E. 需要层次理论

7. 对罪犯心理矫治的目标是

A. 平等　B. 罪犯改变自己　C. 引导罪犯自我面对问题

D. 承担犯罪行为的责任　E. 建立正确的性意识

8. 对性犯罪者进行认知行为治疗时其治疗目标是

A. 促进自我控制　B. 矫治性行为　C. 增强社会能力

D. 改变认知歪曲　E. 以上都是

9. 某性受害人，女，21岁，智力障碍，属于

A. 正常成年被害人　B. 未成年被害人　C. 缺陷型被害人

D. 有责被害人　E. 无责被害人

10. 某女被强奸后短时间内产生恐惧、震惊、耻辱、绝望、愤怒、悲痛、焦虑和紧张等强

烈情绪反应属于

A. 突发性危机阶段　B. 生活紊乱阶段　C. 重组阶段
D. 长期阶段　E. 认知重塑阶段

（二）多选题

1. 对性犯罪者进行的综合评价包括
A. 社会功能　B. 认知功能　C. 情感功能
D. 生理功能　E. 意志功能

2. 从心理学角度分析，强奸者的心理或社会特性有
A. 部分个体的早年生活中父亲的教育缺失
B. 部分个体的早年存在家庭破碎、遭受性侵犯或青春期的性接触过多等
C. 有强烈的虐待妄想、大多数个体存在严重的人格扭曲和心理异常
D. 1/4 是已婚者，但其婚姻生活并不和谐美满，性对象较少达到性高潮
E. 很多有各种犯罪记录或其他有伤风化的性变态行为记录（如暴露狂或窥阴癖）

3. 大多数强奸者存在严重的人格扭曲和心理异常，主要表现为
A. 挫折承受能力低　B. 严重的自卑感
C. 暴力倾向　D. 人际关系处理能力拙劣等
E. 自我中心、社会责任意识低下

4. 女性性犯罪主要包括
A. 卖淫　B. 聚众淫乱　C. 故意传播性病
D. 性贿赂　E. 虐待

5. 常见的性犯罪者的认知歪曲有
A. 性别角色歪曲　B. 儿童 - 成人之间的性行为可以接受
C. 性侵害的危害很小　D. 无反抗就不算强奸
E. 夫妻之间不算强奸

（三）名词解释

1. 性犯罪心理
2. 强奸罪
3. 暴力型性侵犯
4. 强奸迷思
5. 罪犯心理咨询

（四）简答题

1. 简述性犯罪心理特征。
2. 简述猥亵儿童犯罪者的心理成因。
3. 简述性犯罪者的治疗方法。
4. 简述强奸创伤综合征的第一阶段（突发性危机阶段）的反应。
5. 简述对性受害者进行心理危机干预时的注意事项。

（五）论述题

论述性犯罪的原因。

（六）综合应用题

案例：T 某，女，28 岁，在公寓睡觉时，被一名持刀男子惊醒，男子警告不能转身看他，

并威胁如果反抗就会杀了她，该名男子强奸了T某后逃跑了。之后一个月的时间里，T某必须住在朋友家才敢入睡，即便如此，也只有在白天才能睡着。她一直做自己被强奸的噩梦。不论什么时候出门，都有强烈的恐惧感，害怕被强奸犯盯上。和男朋友的关系也在恶化，最终分手了。变得对爱情和性很麻木。一年半后，T某仍然有睡眠障碍，仍会做噩梦。她觉得自己的事业与爱情都被这起强暴事件破坏了。

请分析T某的表现，并从心理学角度给予帮助。

四、参考答案

(一) 单选题

1. 答案：A

试题分析：有暴力倾向和习惯性敌意的强奸者类型是虐待狂。

2. 答案：B

试题分析：性幻想既能促使强奸者对攻击产生非正常的性唤起模式，又被认为是强奸发生的主要动机。

3. 答案：B

试题分析：试图通过贬低、侵犯女性以达到维持自己的控制、优势和地位等目的的男性，往往存在自卑情结。

4. 答案：C

试题分析：挫折型猥亵儿童犯罪者可能曾经从成年女性得到性挫折感。

5. 答案：A

试题分析：不成熟型猥亵儿童犯罪者存在严重的社会自卑。

6. 答案：A

试题分析：减弱越轨唤醒技术采用的是经典条件反射模式。

7. 答案：C

试题分析：对罪犯的心理矫治要以引导罪犯自我面对问题为目标。

8. 答案：E

试题分析：对性犯罪者进行认知行为治疗一般目的就是促进自我控制，把性行为、社会能力和认知歪曲作为治疗目标。

9. 答案：C

试题分析：缺陷型被害人指患有精神障碍、智力障碍等的人。

10. 答案：A

试题分析：突发性危机阶段在被强奸后立即开始，大约持续2~3周。受害者会在被害后的短时间内产生恐惧、震惊、耻辱、绝望、愤怒、悲痛、焦虑和紧张等强烈情绪反应，以后会表现出否认强奸事实、呆滞、冷漠、行动迟钝、羞耻感、自责感、惊恐不安、报复情绪、失眠等反应。

(二) 多选题

1. 答案：ABCD

试题分析：对性犯罪者进行心理矫治时需要对性犯罪者进行社会、认知、情感、生理方面功能等的综合评价。

2. 答案：ABCDE

试题分析：从心理学角度分析，强奸者常有如下的心理或社会特性：①部分个体的早年生活中父亲的教育缺失，或存在与父母间的亲密关系严重失衡，多表现为对异性父母的过分依恋，而与同性父母的关系缺失的现象。②部分个体的早年存在家庭破碎、遭受性侵犯或青春期的性接触过多等。③有强烈的虐待妄想。④ 1/4 是已婚者，但其婚姻生活并不和谐美满，性对象较少达到性高潮。⑤很多有各种犯罪记录或其他有伤风化的性变态行为记录（如暴露狂或窥阴癖）。⑥大多数个体存在严重的人格扭曲和心理异常，主要表现在挫折承受能力低，有严重的自卑感，自我中心，社会责任意识低下，人际关系处理能力拙劣等。

3. 答案：ABDE

试题分析：大多数强奸者存在严重的人格扭曲和心理异常，主要表现在挫折承受能力低，有严重的自卑感，自我中心，社会责任意识低下，人际关系处理能力拙劣等。

4. 答案：ABCD

试题分析：女性性犯罪主要包括：卖淫、聚众淫乱、故意传播性病、性贿赂。

5. 答案：ABC

试题分析：常见的性犯罪者的认知歪曲有：性别角色歪曲、儿童 - 成人之间的性行为可以接受、性侵害的危害很小。

（三）名词解释

1. 性犯罪心理：是针对性犯罪事件中心理动机等的发生、发展和活动规律的研究，属于心理学和性犯罪学的交叉学科范畴。

2. 强奸罪：是指违背妇女意志，使用暴力、胁迫或者其他手段，强行与妇女发生性交的行为。

3. 暴力型性侵犯：是指性犯罪者使用暴力和野蛮的手段，如携带凶器威胁、劫持受害者，或以暴力威胁加之言语恐吓对女性实施强奸、猥亵等。暴力型性侵犯手段残暴、行为无耻、常采用群体性方式进行性侵犯、容易诱发其他犯罪。

4. 强奸迷思：由罗灿英在 1995 年引介，是指社会上普遍流传的，对强奸事件以偏概全、似是而非的论点。

5. 罪犯心理咨询：是指监狱咨询员运用心理学的理论和方法，帮助有心理问题的罪犯发现自身的问题及其根源，挖掘罪犯的内在潜力，改变其原有的认识结构和不良的行为模式，以提高罪犯对监狱生活的适应性和应付各种不幸事件的能力。

（四）简答题

1. 答案要点：性犯罪心理特征：

（1）隐匿性特征：性犯罪心理是性罪犯大脑有意识的活动，在实施犯罪以前，即没有以言语或行为的形式表现出来以前，亦即没有发生性犯罪行为之前，是看不见、摸不着的。当实施性犯罪行为以后，性犯罪的心理才有可能暴露无疑。

（2）相对独立性：在行为人实施性犯罪行为之前，性犯罪心理就已经独立存在了。当性犯罪行为结束后，性犯罪心理不一定结束，它可以继续独立存在于性犯罪行为人的意识之中。

（3）性犯罪心理形成在先，性犯罪行为发生在后：性犯罪行为的性质往往由性犯罪心理状况所决定的。

2. 答案要点：猥亵儿童犯罪者的心理成因归为五种类型：

（1）不成熟型：此类个体存在严重的社会自卑，自觉无法成功地担当男性的社会角色，而对于幼童存在幻想，在情绪上处于不成熟的状态。

(2)挫折型：这类个体曾经从成年女性得到性挫折感，对正常的性充满不安全感和被拒绝焦虑，从而诉诸原始的行为模式。例如，有的夫妻性关系不合的父亲可能以自己的儿女作为泄欲对象。

(3)反社会型：由于对社会的不满，为发泄自己短暂的冲动所驱使，通常以陌生的幼童为对象。

(4)病理型：因精神疾病、精神发育迟滞等原因而导致无法控制性冲动所致。

(5)多重型：即上述多种因素共同导致，或由于不包括在上述四种因素之内的其他因素所致。猥亵妇女者的心理成因缺乏足够的研究数据，但大致与上述几种类型相符。

3. 答案要点：性犯罪者的治疗主要包括以下几种：

(1)躯体治疗：包括神经外科手术、外科阉割、抗雄性激素药物治疗等。

(2)精神分析治疗：是通过暴露早年的创伤性关系引起的焦虑，增强自尊，减弱防卫。

(3)认知行为治疗：促进自我控制，把性行为、社会能力和认知歪曲作为治疗目标。技术有减弱越轨唤醒、增加非越轨唤醒、增强社会能力等。

4. 答案要点：艾利森等人对该阶段的反应进行了分类：

(1)否认、震惊和不相信。

(2)人格分裂：可能不同程度地表现出人格解体。

(3)罪恶感、敌意和责备：强烈的自责，以致使她们相信被奸是自己的过错，或者相信强奸犯喜欢她们。有些被害人责备所有的男人或者责备导致发生性侵害行为的社会。

(4)退回到无助状态或者依赖状态：被害人体验到自己不能再控制自己的生活和自己身上发生的事情的感觉。必须依赖与自己关系密切的那些人，帮助其做出甚至最重要的决定。

(5)歪曲的知觉：不信任、悲观，甚至偏执狂都是遭受强奸者经常出现的反应。

5. 答案要点：心理危机干预的注意事项：

(1)心理危机干预是指针对处于心理危机状态的个人及时给予适当的心理援助。

(2)心理危机干预的最佳时间是遭遇创伤性事件后的24~72小时。

(3)心理危机干预的方法是最简易的心理治疗方法，例如倾诉、危机处理(心理支持)、放松训练、心理教育、严重事件集体减压等。

(4)心理危机干预必须和社会支持系统结合起来。

(五)论述题

答案要点：性犯罪心理的产生，不但受其生理因素影响，也受其家庭因素的影响和历史、文化、社会舆论、道德风气、媒体与网络等多种因素共同作用。

(1)生物学原因：研究认为男子性犯罪行为除了与社会、心理、教育等原因有关外，也存在着生物学基础。性犯罪的物质基础自然离不开性激素。性激素是内分泌细胞制造的，人体内分泌细胞形成了内分泌腺，可分泌雌激素、孕激素、雄激素。正常情况下，性激素具有促进个体生殖器官发育成熟、生殖功能的作用，并在一定程度上促进恋爱和性行为的发生。总之，性激素水平异常和调节功能异常，以及精神和神经系统疾病，都可能导致个体的性犯罪行为。

(2)家庭因素

1)家庭的性文化的影响：封建宗法社会以“男女授受不亲”的封建礼法作为家庭伦理制度，家庭性文化呈现四大特征：封闭性知识的学习渠道、压抑合理的性需求、强调性的责任意识以及强化性耻感。随着改革开放和社会变迁，“自由、开放、民主”的观念逐渐融入到家庭伦理中，家庭伦理价值观念走向多元化，出现了价值评判和取向的多元视角。一方面，文明进步的家庭伦理观念深入人心，个体更倾向于以自己的情感需求来确定自己的择偶和性爱观；另一方面，不同家庭模式间的矛盾导致家庭性文化的不完整，性行为仍然被束缚在传统道德层面下，性耻感仍然非常强烈。这种既开放又封闭的家庭文化矛盾增大了个体通过在家庭内部合法释放自己压抑的性焦虑的机会难度。另外，过度张扬的个性、追逐利益的功利意识也往往导致人们家庭责任感的缺失和性道德观念的淡化。

2）家庭教养方式的影响：家庭教养方式直接导致子女包括性取向在内的社会价值取向。子女在青春期性萌动的过程中，多数父母难以通过科学合理的态度和方法传授孩子性知识，往往对孩子的性萌动施以过度管束，这种做法一方面增加了孩子的性耻感，另一方面可能会将孩子推向更极端的性自由化方向；社会生活节奏加快导致有些家庭成员之间的情感关系日渐疏远，单亲家庭、婚外情、家庭暴力等现象日渐增加。这些现象对于子女正确的性观念培养是非常不利的因素。

3）流动人口的家庭生活方式：流动人口中的青壮年男性因远离家庭而缺乏合法的性需求满足渠道，导致其成为性犯罪的高发人群。与此同时，缺乏青壮年男性的留守家庭，成为易被性侵犯的弱势群体；留守家庭中的孩子缺少父母的关爱和来自父母的家庭性教育，未来也可能是性犯罪的潜在高危人群。

（3）心理社会因素

1）社会因素：改革开放使经济飞速发展、国家快速崛起的同时，也带来了不少负面的影响，如充斥互联网的黄色网站、黄色图片、黄色视频，西方过度开放的性观念，充斥大街的部分歌厅、发廊、迪厅、酒吧，洗浴等，灯红酒绿，使人们的传统的性观念受到潜移默化的影响；城乡及区域发展的不平衡，导致数亿流动人口大军涌动，他们中的大多数人都过着“牛郎织女”般生活，这一比较严重的社会问题蕴藏着潜在的隐患；性教育的滞后是一个重要的原因。

2）心理因素：精神疾病已成为我国严重的公共卫生和社会问题。许多精神障碍及神经疾病发病期患者，由于受病情的影响，对自己行为的约束力和社会规则的适应力减弱，更容易导致性犯罪行为的发生；精神活性物质或非成瘾性物质所致精神障碍患者等都可能在发病期发生性犯罪行为。

（4）历史、社会文化因素

1）封建历史原因：由于我国封建历史上性禁锢的积尘过深，相当一部分民众对性生理、性心理、性行为、性道德、性规范和性文化等缺乏足够认识，更是缺乏对青少年的科学性教育体系。而西方社会的性观念和性文化正严重冲击着我国民众头脑中尚未成型的性文化模式，造成民众心理层面上的“性迷茫”现象。特别是“性自由”的思想，许多人只知“自由”，并未深入了解其背后整体的性文化体系，从而造成了性责任意识缺乏的不良后果。加之当前社会在一定程度上对中国传统文化中优良美德教育的忽视和淡化。这些都是造成当前性观念混乱的重要原因，在一定程度上促进了性犯罪率的上升。

2）媒体的影响：媒体特别是电影电视中不加干预和掩饰的性镜头，以及色情文学的泛滥，对于性犯罪率上升也起着推波助澜的作用。现代社会呈现三大特点：一是电视的普及使得媒体引导民众生活和思维的力量越来越强大；二是网络的普及使得民众特别是青年人群获得了比电视更为广泛的信息来源；三是信息的传播正使得文化彻底打破了时间、空间和阶层间的限制，在全球范围内流行。这就使得一个中国的大学生在家中打开网页可以免费学习耶鲁大学的公开课，也可以打开另一个网页免费下载色情电影。这些无疑对性犯罪者起着推波助澜的作用。

3）习俗：由于历史原因所形成的习俗，使得我国民众羞于谈性，也羞于在公开渠道学习、交流与性有关的信息，这普遍增加了民众潜在的性焦虑水平和性迷茫感；而另一方面，本能的驱使又会使处于青春期的个体更容易通过缺乏监管的媒体、网络等途径满足其性需求，其中不乏被误导者。一些个体由于性道德观念和法律意识淡薄，或被不良的性教育所误导，或者在失恋、失学等情况下出现对性的扭曲心态，就可能产生性犯罪行为。

（六）综合应用题

答案要点：

（1）T 某的反应属于强奸创伤综合征。通常由突发性危机阶段和长期阶段两个阶段组成。①突发性危机阶段，在强奸后立即开始，大约持续 2~3 周，被害人通常表现为强烈的情感反应和部分躯体症状，T 某表现为强烈的恐惧感、害怕独处、不能入睡等；②长期阶段，被害人开始重新组织其生活方式，重新找回平静感和对自己生活的控制感。这种重新组织是不适应的表现，生活方式的改变，影响了社会功能，性功能紊乱，终止与男友的亲密关系。

（2）可以与其进行心理晤谈。晤谈过程一般分为六期，有时可以把第二、三、四期合并进行，但要注意避免二次伤害。

第一期：介绍期。指导者进行自我介绍，介绍心理晤谈的规则，仔细解释保密原则等。

第二期：事实期。请性受害者描述被侵害事件发生过程中的一些实际情况；询问性受害者在这些严重事件过程中的所闻、所见和所为，然后性受害者会感到整个事件由此真相大白。

第三期：感受期。询问有关感受的问题，事件发生时有何感受，目前有何感受，以前是否有过类似感受等。

第四期：症状期。请性受害者描述自己的应激反应综合征症状；询问被性侵害事件过程中性受害者有何不寻常的体验，目前有何不寻常体验，事件发生后生活有何改变。请性受害者讨论其体验对家庭、工作和生活造成什么影响和改变。

第五期：辅导期。介绍正常的反应；提供准确的信息，讲解事件、应激反应模式；应激反应的常态化；强调适应能力；讨论积极的适应与应对方式；提醒可能存在的消极应对方式，例如饮酒等；提供有关进一步服务的信息；给出减轻应激的策略；自我识别症状。

第六期：恢复期。总结晤谈过程，回答问题，讨论行动计划，重申共同反应，强调小组成员的相互支持和可利用的资源等。

整个过程需 2 小时左右完成。严重事件后数周或数月内进行随访。

（刘　俊）

性心理学模拟试题（一）

一、单选题（每题1分，共20分）

1. 个体接受社会文化和道德规范的教养而逐渐形成的是

A. 本我　　B. 自我　　C. 超我

D. 主我　　E. 宾我

2. 行为主义理论中以经典条件反射学说为理论基础的是

A. 斯金纳　　B. 巴甫洛夫　　C. 华生

D. 班杜拉　　E. 马斯洛

3. 性心理学作为一门独立的学科研究，通常认为始于德国精神病理学家理查德·冯·克拉夫特-埃宾在1886年出版的书籍是

A. 性心理学　　B. 性病态心理学　　C. 性学三论

D. 性心理研究　　E. 性学

4. 在主要的性学调查研究中，较常用的两种调查方法包括访谈法与

A. 观察法　　B. 问答法　　C. 实验法

D. 问卷法　　E. 生物反馈法

5. 1966年Masters和Johnson通过对1万多人完整性反应周期的观察，揭示了人类性反应的规律，发表的专著是

A.《人类性反应》　　B.《G点及人类性行为的发现》　　C.《性经验史》

D.《性心理研究》　　E.《性学三论》

6. 由于性刺激而进入性准备状态，在性驱动力的策动下，企图与异性完成心身结合的一种欲望是

A. 性欲　　B. 性高潮　　C. 性唤起

D. 性周期　　E. 性亢奋

7. 科尔伯格从认知发展的角度研究道德的发展并提出了道德推论发展的系统理论。其研究采用的方法是

A. 开放式两难故事法　　B. 封闭式两难故事法　　C. 全部报告法

D. 局部报告法　　E. 部分报告法

8. 根据埃里克森的性心理发展主要阶段，以满足自身生理上的需要，发展基本信任感，克服不信任感，体验现实的希望。此阶段是

A. 婴儿期　　B. 儿童早期　　C. 学前期

D. 学龄期　　E. 青少年期

9. 孩子有旷课行为，深夜不归，与校外可疑的人接触，突然狂喜狂悲，过分追求打扮等，家长从关怀、理解入手，取得孩子的主动配合后，根据具体情况正确引导并与孩子共商对策，这种方法是

A. 观念渗透法　　B. 兴趣转移法　　C. 防微杜渐法
D. 日记疏导法　　E. 行为训练法

10. 最普遍和常用的性心理健康教育的方法是

A. 专家讲授法　　B. 课堂讲授法　　C. 个别咨询法
D. 团体咨询法　　D. 案例教学法

11. 某性受害人，女，21岁，智力障碍，属于

A. 正常成年被害人　　B. 未成年被害人　　C. 缺陷型被害人
D. 有责被害人　　E. 无自知被害人

12. 某女被强奸后短时间内产生恐惧、震惊、耻辱、绝望、愤怒、悲痛、焦虑和紧张等强烈情绪反应属于

A. 突发性危机阶段　　B. 生活紊乱阶段　　C. 重组阶段
D. 长期阶段　　E. 否认阶段

13. 男性常见的性功能障碍**不包括**

A. 勃起障碍　　B. 射精过早　　C. 射精延迟
D. 性欲过强　　D. 性欲过低

14. 女性性欲低下说法**错误**的是

A. 经常或反复出现性幻想
B. 诊断主要依据患者的主观感受，与性活动的频率无关
C. 既是心理现象又是生理现象
D. 严重者厌恶一切有关性与非性的亲昵行为
E. 多数女性都性欲低下

15. 对易性症患者易性观念的心理治疗方法中目前多采用的是

A. 冲击疗法　　B. 森田疗法　　C. 认知治疗
D. 宣泄疗法　　E. 自我管理法

16. 对异性衣着异常喜爱、反复出现穿戴异性服饰以获得性兴奋是

A. 易性症　　B. 异装症　　C. 恋物症
D. 同性恋　　E. 露阴症

17. 人类婚姻的需要首先是

A. 经济　　B. 性欲　　C. 繁衍
D. 情感　　E. 性需要

18. 下列**不是**婚前性行为的危害的是

A. 给婚姻造成不良后果　　B. 损害身心健康
C. 可能造成未婚先孕的严重后果　　D. 双方不容易分手
E. 以上都不是

19. 一般来说，性文化可分为制度方面、物质方面和

A. 生理方面　　B. 精神方面　　C. 心理方面
D. 社交方面　　E. 适应方面

20. 性道德体系具有复杂的内部结构,其构成是有机复合体包括性道德规范、性道德活动和

A. 性道德意志　B. 性道德意识　C. 性道德行动
D. 性道德普遍原则　E. 性道德情绪

二、多选题(每题2分,共20分)

1. 从心理学角度分析,强奸者常有的心理或社会特性包括
A. 部分个体的早年生活中父亲的教育缺失
B. 部分个体的早年存在家庭破碎、遭受性侵犯或青春期的性接触过多等
C. 有强烈的虐待妄想、大多数个体存在严重的人格扭曲和心理异常
D. 1/4是已婚者,但其婚姻生活并不和谐美满,性对象较少达到性高潮
E. 很多有各种犯罪记录或其他有伤风化的性变态行为记录(如暴露狂或窥阴癖)

2. 女性性功能障碍的咨询与治疗包括影响性功能的所有方面,包括
A. 性知识　B. 性教育　C. 心理治疗
D. 性治疗　E. 药物治疗等

3. 性心理障碍产生的原因主要有
A. 生理因素　B. 心理因素　C. 社会因素
D. 医学因素　E. 统计学因素

4. 离婚经历的心理阶段包括
A. 矛盾期　B. 犹豫期　C. 裂痕期
D. 戒备期　E. 破冰期

5. 人类的性观念可以归纳为
A. 性肯定观
B. 性否定观
C. 性博弈观
D. 性肯定观和性否定观的并存与组合
E. 性道德观

6. 认知疗法的基本技术有
A. 建立求助的动机　B. 适应不良性认知的矫正
C. 改变有关自我的认知　D. 歪曲认知的识别和评估
E. 系统脱敏技术

7. 关于性心理健康教育的目的,以下说法正确的是
A. 普及性知识　B. 树立性态度　C. 确定性观念
D. 洁身自爱　E. 认识性道德的内涵

8. 性犯罪心理研究,探讨性犯罪的内容包括
A. 成因　B. 类型　C. 伤害
D. 构成　E. 干预

9. 共同起作用的影响人类的性行为是
A. 身体情况　B. 激素　C. 神经
D. 心理因素　E. 社会因素

10. 性心理发展的整合理论模型涉及人生不同阶段的生理和心理发展,并确定个体发展中的几股主要的“力量”包括

A. 性别角色 B. 性别认同
C. 性反应与理解自身的性取向 D. 建立亲密两人关系的能力
E. 性行为的倾向

三、名词解释(每题2分,共10分)

1. 性心理学
2. 性心理发展
3. 性道德意识
4. 性心理障碍
5. 罪犯心理咨询

四、简答题(每题5分,共30分)

1. 简述“以瘦为美”的畸形审美观的影响。
2. 简述性心理咨询的工作程序。
3. 简述性心理学的研究意义。
4. 简述性别角色社会化过程的影响因素。
5. 简述性心理健康教育的基本原则。
6. 简述异装症与同性恋、易性症、恋物症穿着异性服饰行为的区别。

五、论述题(10分)

论述性心理发展的主要理论及其主要发展阶段。

六、综合应用题(10分)

谈谈你对性心理学的认识。

参考答案

一、单选题

1. 答案:C

试题分析:超我是个体接受社会文化和道德规范的教养而逐渐形成的。超我中既有符合自己价值观的自我理想,也有符合社会道德要求的标准,支配超我的是道德或完美原则。

2. 答案:B

试题分析:行为主义理论中具有代表性的观点有巴甫洛夫(Pavlov)的经典条件反射学说、斯金纳(Skinner)的操作性条件反射学说、班杜拉(Bandura)的社会学习理论等。

3. 答案:B

试题分析:性心理学作为一门独立的学科研究,通常认为始于德国精神病理学家理查德·冯·克拉夫特-埃宾关于刑事法庭性犯罪者的精神鉴定工作,因为司法鉴定工作而研究了大量的性变态者,1886年出版《性病态心理学》一书。

4. 答案：D

试题分析：在主要的性学调查研究中，访谈法和问卷法是较常用的两种调查方法。

5. 答案：A

试题分析：1966 年 Masters 和 Johnson 通过对 1 万多人完整性反应周期的观察，揭示了人类性反应的规律，发表了《人类性反应》专著。

6. 答案：C

试题分析：性唤起是指由于性刺激而进入性准备状态，在性驱动力的策动下，企图与异性完成心身结合的一种欲望。

7. 答案：A

试题分析：科尔伯格采用开放式两难故事法进行研究认知，提出了道德推论发展的系统理论。

8. 答案：A

试题分析：婴儿期是从出生到 1 岁左右，主要任务是满足自身生理上的需要，发展基本信任感，克服不信任感，体验现实的希望。

9. 答案：C

试题分析：防微杜渐法，如孩子有旷课行为，深夜不归，与校外可疑的人接触，突然狂喜狂悲，过分追求打扮，突然大手大脚，突然不爱讲话，眼神发呆，上课神情恍惚，学习成绩明显下降，饮食起居不正常，常常向外张望等现象。发现这些变化，都要引起家长的警觉。发现后，家长不要急躁，首先要从关怀、理解入手，取得孩子的主动配合，以达到了解事态的真实情况，然后根据具体情况正确引导并与孩子共商对策。

10. 答案：B

试题分析：课堂讲授法是最普遍和常用的方法，它的最大优点是具有系统性。各种性教育内容都可采用课堂讲授。

11. 答案：C

试题分析：缺陷型被害人指患有精神障碍、智力障碍等的人。

12. 答案：A

试题分析：突发性危机阶段在被强奸后立即开始，大约持续 2~3 周。受害者会在被害后的短时间内产生恐惧、震惊、耻辱、绝望、愤怒、悲痛、焦虑和紧张等强烈情绪反应，以后会表现出否认强奸事实、呆滞、冷漠、行动迟钝、羞耻感、自责感、惊恐不安、报复情绪、失眠等反应。

13. 答案：D

试题分析：男性常见的性功能障碍包括阴茎勃起障碍和射精异常。

14. 答案：A

试题分析：女性性欲亢进会经常或反复出现性幻想。

15. 答案：C

试题分析：对易性症患者易性观念的治疗目前多采用认知疗法。认知疗法的目的是改变男性患者认为自己应为女性的不良认知。

16. 答案：B

试题分析：是指具有正常异性恋者表现，对异性衣着的特别喜爱，反复出现穿戴异性服饰的强烈欲望并且付之行动，通过此类活动获得性兴奋，如抑制此类行为可引起情绪明显不安。

17. 答案：B

试题分析：人类的婚姻动机首先是满足人的性欲，这是人的自然属性的体现。

18. 答案：D

试题分析：婚前性行为的危害主要有三点，即给婚姻造成不良后果、损害身心健康和可能造成未婚先孕的严重后果。

19. 答案是：B

试题分析：性文化映现的是历史发展过程中人类在针对性和与性有关的物质和精神力量所达到的程度和方式。一般来说，性文化可分为精神方面、制度方面和物质方面三类。

20. 答案是：B

试题分析：性道德体系具有复杂的内部结构，是一个由性道德意识、性道德规范、性道德活动构成的有机复合体。

二、多选题

1. 答案：ABCDE

试题分析：从心理学角度分析，强奸者常有如下的心理或社会特性：(1)部分个体的早年生活中父亲的教育缺失，或存在与父母间的亲密关系严重失衡，多表现为对异性父母的过分依恋，而与同性父母的关系缺失的现象。(2)部分个体的早年存在家庭破碎、遭受性侵犯或青春期的性接触过多等。(3)有强烈的虐待妄想。(4)1/4 是已婚者，但其婚姻生活并不和谐美满，性对象较少达到性高潮。(5)很多有各种犯罪记录或其他有伤风化的性变态行为记录(如暴露狂或窥阴癖)。(6)大多数个体存在严重的人格扭曲和心理异常，主要表现在挫折承受能力低，有严重的自卑感，自我中心，社会责任意识低下，人际关系处理能力拙劣等。

2. 答案：ABCDE

试题分析：女性性功能障碍的咨询与治疗应该包括影响性功能的所有方面，包括性知识、性教育、心理治疗、性治疗和药物治疗等

3. 答案：ABC

试题分析：性心理障碍产生的原因是生理—心理—社会综合模式，三者共同起作用。

4. 答案：BCD

试题分析：离婚经历的心理阶段包括纠纷期、戒备期、裂痕期、犹豫期和破裂期。

5. 答案：ABD

试题分析：人类的性观念归纳为三大类：性肯定观、性否定观、性肯定观和性否定观的并存与组合。

6. 答案：ABCD

试题分析：认知疗法一般分为四个治疗阶段，在不同的治疗阶段会采用不同的认知治疗技术，下面我们按照四个治疗阶段来分别介绍认知疗法的基本技术：建立求助的动机、歪曲认知的识别和评估、适应不良性认知的矫正、改变有关自我的认知。

7. 答案：ABCDE

试题分析：性心理健康教育要达到以下目的：普及性生理和性心理知识，消除性神秘、性愚昧和性无知；树立对性的正确态度，既要改变谈性色变，又要防治性庸俗化；确立科学

的性观念,认识性道德的科学内涵,及对人类生存发展和个体生活的重要作用;培养健康的生活方式,选择健康的性行为。如,防止儿童过早的性唤起和性心理障碍;正确对待婚恋,减少非婚性行为;洁身自爱,不受色情诱惑,不参与性乱和卖淫嫖娼等;防治性病及艾滋病的流行;防治性罪错,消除性犯罪等。

8. 答案:ABE

试题分析:性犯罪心理研究,探讨性犯罪的成因、类型及干预问题。

9. 答案:BCDE

试题分析:人类的性行为是由激素、神经以及心理社会因素共同起作用的。

10. 答案:BCD

试题分析:性心理发展的整合理论模型由研究者约翰·班克罗夫特(John Bancroft)提出,涉及人生不同阶段的生理和心理发展,认为个体发展存在的三股主要的"力量"。即性别认同、性反应与理解自身的性取向、建立亲密两人关系的能力。

三、名词解释

1. 性心理学:性心理学是以心理学的观点、理论和方法研究人类性活动及其规律的一门学科,是心理学的分支学科。这里的性取其广义,不仅指性交活动,还包括性心理发展、性别的社会化、性健康、异常性心理等。

2. 性心理发展:指随着发展个体逐渐对性的认知、性的感受、性行为和性取向等四个方面全面认识的复杂过程。

3. 性道德意识:指人们对一定社会性道德关系的心理感受和理性认识,是人们在长期的性道德实践和研究探索中所形成的具有善恶价值取向的心理过程和理论体系,是性伦理学研究的首要领域。

4. 性心理障碍:也称为性变态,泛指明显偏离常态的性心理和性行为的一组心理障碍,并以此为性满足、性兴奋的唯一或主要方式,从而或多或少影响正常的性活动。

5. 罪犯心理咨询:指监狱咨询员运用心理学的理论和方法,帮助有心理问题的罪犯发现自身的问题及其根源,挖掘罪犯的内在潜力,改变其原有的认识结构和不良的行为模式,以提高罪犯对监狱生活的适应性和应付各种不幸事件的能力。

四、简答题

1. 答案要点:不健康的青春期爱美观念正严重误导着少女,并将少女原本娇嫩的女性特征直接带入衰老的阶段,甚至无法挽回。

(1)过度减肥贻害无穷:过度减肥的有些伤害是不可逆转的,有时甚至是致命性的。女性的卵巢是女性激素和卵子的发源地,它与中枢系统共同协作才会分泌雌激素。如果过度减肥节食,体重急剧减轻,会使中枢内分泌功能受损,导致雌激素不再分泌,最终出现闭经、第二性征退化等症状。

(2)少女爱美最易误导:青春期是女性特有内分泌系统起步的阶段,内生殖器非常稚嫩,一旦受到打击将无法恢复,许多女性也许因为过度减肥而就此丧失生育功能。青春期少女自尊心很强,很难听进成年人的劝说,较早地进入了成人世界。应给予少女们正确的引导,更好地与之有效沟通,使提供的科学信息能够普及,给予她们更好的美学文化和符合科学原则的帮助。

此外,中国社会的审美观念已经受到商业的极大影响,甚至部分人的审美观念被集体扭曲。

2. 答案要点:性心理咨询分为五个阶段,这五个阶段的衔接与性心理咨询的效果紧密相关。

(1)介绍阶段:来访者与咨询师相互认识,了解来访者的一般情况,并向来访者介绍心理咨询的基本情况和了解来访者对心理咨询的期望。这个阶段主要目的是为了减轻性心理咨询来访者的焦虑。

(2)开始阶段:咨询师就来访者所关注的事情提问开始,以咨询师提出具体问题确定来访者重点问题为终止标志。这个阶段咨询师主要运用基本的关注技巧和非指导性倾听,鼓励来访者诉说自己面对的性方面的困扰或问题。主要任务就是让来访者自由表达。

(3)主体阶段:这个阶段主要是收集信息并给予来访者帮助的过程。该阶段的主要任务包括从非指导性的倾听转到更加指导性的倾听,从开放性的倾听到针对问题的指导性倾听。通过开放式和封闭式的提问收集来访者在性方面面临和存在的重点问题,针对这些问题与来访者进行讨论,共同协商制订治疗方案,给予针对性的帮助。

(4)结束阶段:主要任务是总结本次访谈的主要内容,向来访者询问意见,并坚定来访者继续接受性心理咨询的信心。

(5)终止阶段:这是一个非常重要但又常被忽略的阶段。咨询师通过引导来控制咨询终止。咨询师应以亲切、专业的态度来终止咨询。

3. 答案要点:性心理学的研究意义在于:首先,加深了人们对性的认识,不再只把性行为看作单纯的生物冲动和生殖的途径。其次,性心理学研究探索人类性心理活动的规律,帮助人们更好地理解人类的性行为,为人类的性心理适应提供理论依据。

4. 答案要点:

(1)生理因素:在某种程度上,男女两性不同的染色体遗传特性、脑的两半球偏侧性功能专门化发展的差异和性激素都与性别角色的发展相关。

(2)家庭因素:家庭教育中通过性别期待与认同、模仿的机制实现对性别角色社会化的影响。

(3)学校因素:学校教育强化了男女两性的角色差异,教学的主体教师和教材都传递着有关性别差异的信息。

(4)同伴群体:渴望与同性伙伴交往,并获得认同的心理需求,性别也成为划分伙伴群体的重要标志。

(5)媒体因素:大众传播媒介已成为青少年性别社会化的重要手段。个体会以大众传媒的人物为模仿对象,并将社会对性别角色定型的看法内化到自己的认知系统中,进而形成自己的性别角色观念和行为。

5. 答案要点:由于受我国传统文化的深刻影响,一直以来,性心理教育属于敏感话题,为真正把这项工作做好,至少要把握好以下四个原则。

(1)科学性原则:性心理健康教育具有明确的心理学学科性质,所以教育内容的选择必须明确限定为心理学范围,而不能简单的以生理教育为主。要从性心理过程与性心理特征两个方面进行教育,客观、真实地分析性心理发生发展的轨迹和规律。作为教育者,面对诸如性幻想、性梦和边缘性性行为等敏感话题,要采取不回避的态度,要用严谨、清晰的科学语言分析此类问题。如果不能用科学的语言解释清楚此类问题,教育效果可能会适得其反。

(2)主体性原则：主体性原则是指在性心理健康教育过程中，要以受教育者为出发点，同时要使受教育者的主体地位得到实实在在的体现，把科学教育和受教育者的积极参与真正有机地结合起来。为切实贯彻主体性原则，在教育过程中，要结合多种教学方法，如抚爱式、对话式、交流式和讨论式等，让受教育者参与到性心理健康教育中，使受教育者的学习兴趣和学习主动性能够得到充分发展。

(3)发展性原则：发展性原则是指在性心理健康教育过程中，必须以发展的观点来对待受教育者。应顺应受教育者身心发展的特点和规律，促进受教育者获得最大程度的发展。

(4)差异性原则：差异性原则是指性心理健康教育要关注和重视受教育者的个别差异，根据不同层次受教育者的不同需要，开展形式多样，针对性强的性心理健康教育活动，以提高受教育者的性心理健康水平。

6. 答案要点：异装症、同性恋、易性症患者均存在喜欢穿着异性服饰的行为，但他们穿着异性服饰的目的有所不同：异装症患者穿着异性服饰是为了引起性兴奋，同性恋者穿着异性服饰是为了吸引同性，而易性症患者穿着异性服饰则多为对自身性别的不认同；异装症和恋物症也存在差异，虽然恋物症患者也可以将异性服饰作为恋物，但异装症患者不仅需要异性服饰，还需要将自己打扮成异性，否则无法获得性兴奋。

五、论述题

答案要点：性心理发展是指随着发展个体逐渐对性的认知、性的感受、性行为和性取向等四个方面全面认识的复杂过程。

(1)心理动力理论：是心理的动力学机制，由弗洛伊德提出，认为人类的心理和行为的背后是受追求快乐、降低张力和焦虑的驱动力推动的。驱动力是由躯体内部的生理和心理的能量派生出来的，这种能量来源于本能。即生的本能和死的本能。

弗洛伊德认为个体发展的不同时期其动情区的不同，将个体出生之后到性成熟的性心理发展划分为五个阶段，也被称为发展的心理性欲阶段：①口唇期(0~1 岁)；②肛门期(1~3 岁)；③性器期(3~6 岁)；④潜伏期(6~11 岁)；⑤生殖器期(11 岁或 13 岁开始)。

(2)发展理论：埃里克 · 埃里克森提出心理发展的模型，认为人出生到死亡共经历八个阶段。该理论强调自我、社会和历史的影响。在人生发展的八个阶段中的每一个阶段，都必须解决该阶段发展中的危机。每个阶段的危机可以使个体向积极健康适应的方向发展，也可以是使个体向消极，不适应和低自尊的方向发展。他提出人生发展的八个阶段以及每个阶段的相应的发展任务。

1)婴儿期：发展基本信任感，克服不信任感，体验现实的希望。

2)儿童早期：获得自主性，克服羞怯和疑虑，体验意志的实现。

3)学前期：获得主动感，克服内疚感，体验目的的实现。

4)学龄期：获得勤奋而克服自卑感，体验能力的实现。

5)青春期：建立同一感和防止同一感混乱，体验忠实的实现。

6)成年早期：获得亲密感避免孤独感。

7)成年中期：获得繁殖感避免停滞感。

8)成年晚期(老年期)：心理社会危机是完整对绝望。

六、综合应用题

答案要点：

(1)概念：性心理学是以心理学的观点、理论和方法研究人类性活动及其规律的一门学科，是心理学的分支学科。这里的性取其广义，不仅指性交活动，还包括性心理发展、性别的社会化、性健康、异常性心理等。

(2)研究目的与意义：性心理学的发展加深了人们对性的认识，不再只把性行为看作单纯的生物冲动和生殖的途径。其次，性心理学研究探索人类性心理活动的规律，帮助人们更好地理解人类的性行为，并为人类的性心理适应提供理论依据。

(3)研究对象：即是有关人类性行为的心理活动及其规律。

(4)研究内容与范围：主要包括 8 个方面：性的生理心理学基础；性心理的发展；健康性心理的评价与教育研究；性心理咨询与治疗的理论和技术；婚恋心理研究；异常性心理研究；性犯罪心理研究；性文化与性态度。

(5)性心理学研究的发展历程：简单介绍即可，答案见论述题 2。

(6)性心理学的研究方法：观察法、实验法、调查法、临床法。调查法包括访谈法和问卷法。

(马长征)

性心理学模拟试题（二）

一、单选题（每题1分，共20分）

1. 性心理学研究的对象是
   A. 有关人类性行为的心理活动及其规律
   B. 有关生物性行为的心理活动及其规律
   C. 有关性的心理活动及其规律
   D. 有关性繁殖的心理活动及其规律
   E. 有关生物性繁殖的心理活动及其规律
2. 主要性器官又称性腺，包括
   A. 阴茎和阴囊　B. 睾丸和卵巢　C. 睾丸和附睾
   D. 输卵管和子宫　E. 阴囊和附睾
3. 对易性症患者易性观念的心理治疗方法中目前采用的是
   A. 冲击疗法　B. 森田疗法　C. 认知疗法
   D. 宣泄疗法　E. 精神分析疗法
4. 下列描述中**不正确**的是
   A. 如果性心理障碍患者的异常性行为未对他人造成影响，多数情况下不予追究
   B. 异装症患者若只是在家中换装不会有人追究其责任
   C. 如果因同性恋活动导致民事、刑事纠纷，则会触犯法律
   D. 同性恋者不属于艾滋病易感人群
   E. 同性恋者属于艾滋病易感人群
5. 以下属于常见择偶问题的是
   A. 过分坚持择偶标准、择偶标准过于理想化
   B. 择偶以自我为中心、择偶太过追求外在美
   C. 被别人的看法所左右、过于相信一见钟情
   D. 以上都是
   E. 以上都不是
6. 认为爱情由亲密、激情和承诺三个基本成分组成的是
   A. 爱情三角理论　B. 爱情态度理论　C. 偶婚制
   D. 一夫一妻制　E. 一夫多妻制
7. 性态度强调的是一个人在自己的性行为中所表现出来的初级认识和
   A. 生理感受　B. 心理感受　C. 外在行为

D. 社会认知　　E. 家庭认知

8. 性心理咨询的基本原则**不包括**

A. 保密性、中立性原则　　B. 尊重性原则　　C. 指导原则

D. 理解支持原则　　E. 中立性原则

9. 把社会学方法引入性学研究，被称为现代“性学之父”的德国医学家和医史学家是

A. 赫菲尔德　　B. 布洛赫　　C. 摩尔

D. 波默罗伊　　E. 弗洛伊德

10. 在1906年首先创用“性学”一词的人是

A. 摩尔　　B. 布洛赫　　C. 马斯特斯

D. 波默罗伊　　E. 弗洛伊德

11. 性行为是有两性区别动物共有的行为，控制高等动物的性行为的活动是

A. 激素水平　　B. 本能　　C. 大脑皮层

D. 神经　　E. 丘脑

12. 早熟的女孩外在明显的变化就是乳房的发育以及月经初潮，开始出现第二性征的年龄是

A. 6岁　　B. 8岁　　C. 10岁

D. 12岁　　E. 14岁

13. 人类性行为**不具备**的基本特征是

A. 自然性　长期性　排他性　　B. 自然性　隐秘性　平等性

C. 自然性　平等性　排他性　　D. 自然性　隐秘性　排他性

E. 长期性　隐秘性　排他性

14. 男女性心理的差异的具体表现**不包括**

A. 性心理需求的差异　性情趣反应的差异　性行为的差异

B. 性心理需求的差异　性观念的差异　性意志的差异

C. 性心理需求的差异　性情趣反应的差异　性观念的差异

D. 性心理需求的差异　性情趣反应的差异　性意志的差异

E. 性行为的差异　性情趣反应的差异　性意志的差异

15. 性心理健康教育的基本原则**不包括**

A. 发展性原则　　B. 统一性原则　　C. 科学性原则

D. 差异性原则　　E. 主体性原则

16. 性心理健康教育的开始时间应该是

A. 儿童期　　B. 青春期　　C. 成年期

D. 老年期　　E. 中年期

17. 20世纪50年代兴起于美国的一种心理学思潮和革新运动，以20世纪存在主义哲学和现象学为思想基础的心理学流派是

A. 精神分析学　　B. 行为主义学派　　C. 人文主义心理学

D. 认知心理学　　E. 格式塔学派

18. **不属于**精神分析视角下的人格成分是

A. 本我　　B. 自我　　C. 超我

D. 主我　　E. 以上都不是

19. 女性性功能障碍原因有

A. 生理原因　　B. 心理原因　　C. 社会原因

D. 以上都是　　E. 以上都不是

20. 性知识教育**不涉及**

A. 解剖生理功能知识　　B. 理疗知识　　C. 心理调适知识

D. 性伦理道德知识　　E. 性伦理道德

二、多选题(每题2分,共20分)

1. 需要对性犯罪者进行综合评价的内容是

A. 社会功能　　B. 认知功能　　C. 情感功能

D. 生理功能　　E. 意志功能

2. 根据发生的原因,易性症可分为

A. 原发性易性症　　B. 继发性易性症　　C. 真性性别改变症

D. 假性性别改变症　　E. 以上选项皆是

3. 引起婚姻冲突的原因有

A. 需求不满　　B. 文化差异　　C. 价值观差异

D. 权责争执　　E. 性差异

4. 儿童性态度教育阶段分为

A. "抚爱式"教育阶段　　B. "问答式"教育阶段　　C. "陪伴式"教育阶段

D. "顺序式"教育阶段　　E. "训练式"教育阶段

5. 系统脱敏法步骤包括

A. 厌恶刺激　　B. 放松训练　　C. 等级脱敏表

D. 心理防御机制分析　　E. 脱敏

6. 对于人类的性心理活动规律的充分把握的作用是

A. 促进性心理的健康发展　　B. 有利于家庭的幸福

C. 维护人们的身心健康　　D. 促进社会的文明与进步

E. 提高性心理治疗技术

7. 弗洛伊德的性心理主要发展阶段包括

A. 口唇期　　B. 肛门期　　C. 性器期(性蕾期)

D. 潜伏期　　E. 生殖器期

8. 学校性教育应达到的目标有

A. 性知识　　B. 性价值观　　C. 两性交往的技巧

D. 性立场　　E. 培养性与家庭生活的责任心

9. 一般来说,性文化可分为

A. 物质方面　　B. 社会方面　　C. 制度方面

D. 生理方面　　E. 精神方面

10. 针对夫妻双方同时进行勃起功能障碍的性心理治疗包括

A. 性健康教育　　B. 性技巧培训　　C. 性感集中训练

D. 认知行为治疗　　E. 基因治疗

三、名词解释(每题 2 分,共 10 分)

1. 性心理学
2. 性别角色
3. 性心理健康教育
4. 性心理障碍
5. 性犯罪心理

四、简答题(每题 5 分,共 25 分)

1. 简述关于性观念的看法有哪些?
2. 简述青春期性心理健康教育的原则。
3. 简述猥亵儿童犯罪者的心理成因有哪些?
4. 简述心理急救步骤有哪些?
5. 简述 ICD-10 中男性易性症的诊断要点有哪些?

五、论述题(10 分)

论述性心理障碍带来的家庭与社会问题。

六、综合应用题(15 分)

一个 17 岁的高二男生出现心慌、多汗的症状,反复求医一直没有好转,在医生的建议下前来寻求心理咨询。

来访者自述于 2 年前在和同学一起观看与性有关的电影后,逐渐养成手淫的习惯。最近一年来手淫次数越来越多,心情不好或者高兴的时候就会手淫。半年前,来访者听说手淫频繁会出现肾亏甚至威胁生命,当他每次手淫完就感到身体虚弱,出汗、头昏、四肢乏力,上课注意力无法集中,影响学习成绩。他认为自己已经肾亏了,经常上网查资料,自行服用所谓的"补药"。非正规医院的医生告诉他肾亏非常明显,骗他买药更加让他坚信自己就是肾亏严重,并且活不了多久了。来访者整日惶惶不可终日,出现心慌、大汗,有时感到自己的睾丸湿冷,看到网上所谓肾亏的症状感觉自己全都存在,反复到各大医院就诊,做了很多检查。医生建议他改掉过度手淫的不良习惯,告诉他没有严重的躯体疾病,但患者仍然感到自己已经病得很严重,并且今后无法进行正常的性生活。医生反复向患者解释,但来访者仍然坚持认为自己病得很重。由于患者无法专心读书,成绩下降明显,感到愧对于家人。

咨询师在询问中了解到来访者为家中独子,从小性格内向,成绩优秀,父母都是中学教师,对其从小要求严格,每天除了完成作业外,还要参加奥数、钢琴等兴趣班。如果成绩不能排在全班前三名就会要求来访者分析考不好的原因,并经常拿他与其他朋友的孩子做比较。来访者平时没有什么业余时间,知心朋友很少,周末父母也不允许他出去和同学们玩耍。平时胆小懦弱,谨小慎微,父母经常向来访者灌输出门要注意安全,否则很容易出现交通事故,外出就餐要注意卫生,不然就容易生病。在学校里,来访者成绩优秀并且父母也是教师,因此很受老师的关照。平时很少与其他同学交流,也不参加体育运动。在班里有自己喜欢的女同学,但自己从来不敢向对方表示好感,偶尔交流时对方的态度也很冷淡。自从手淫后,来访者罪恶感明显,觉得自己是一个不道德的人,尤其是成绩下降明显,更觉得自己对不起家人。

问题:1. 来访者的主要问题是什么?

2. 可以通过什么方式帮助来访者?

参考答案

一、单选题

1. 答案:A

试题分析:性心理学研究的对象为有关人类性行为的心理活动及其规律。

2. 答案:B

试题分析:性器官按功能可分为主要性器官和附属性器官。主要性器官又称性腺,包括睾丸和卵巢。

3. 答案:D

试题分析:对易性症患者易性观念的治疗,以前多采用认知疗法,其目的是改变易性患者认为自己应为女性的不良认知。

4. 答案:D

试题分析:同性恋者属于艾滋病易感人群,同性恋之间的肛门性交容易引起艾滋病传播及肠道疾病。

5. 答案:D

试题分析:常见择偶问题包括:过分坚持择偶标准、择偶标准过于理想化、择偶以自我为中心、择偶太过追求外在美、被别人的看法所左右、过于相信一见钟情。

6. 答案:A

试题分析:斯腾伯格的爱情三角理论认为爱情由三个基本成分组成,即亲密、激情和承诺。

7. 答案是:B

试题分析:性态度强调的是一个人在自己的性行为中所表现出来的心理感受和初级认识。

8. 答案是:C

试题分析:性心理咨询的基本原则包括,保密性原则、中立性原则、尊重性原则、非指导原则、理解支持原则。

9. 答案:B

试题分析:德国医学家和医史学家布洛赫把社会学方法引入性学研究,被称为现代“性学之父”。

10. 答案:B

试题分析:德国医学家和医史学家布洛赫在1906年他首先创用“性学”一词。

11. 答案:C

试题分析:性行为是有两性区别动物共有的行为,低等动物的性行为由激素水平、本能控制,而高等动物的性行为则需要通过大脑皮层活动来控制。

12. 答案:B

试题分析:早熟的女孩在8岁时就开始出现第二性征,外在明显的变化就是乳房的发育以及月经初潮。

13. 答案:D

试题分析:人类性行为具备的基本特征有自然性、隐秘性、排他性。

14. 答案:A

试题分析:男女性心理的差异的具体表现在三个方面:性心理需求的差异、性情趣反应的差异、性行为的差异。

15. 答案:B

试题分析:性心理健康教育的原则包括科学性原则、主体性原则、发展性原则和差异性原则四个方面。

16. 答案:A

试题分析:人类的性活动并不是在生理发育成熟后才开始的,例如儿童性唤起能力在出生时即存在,性教育应从0岁开始。

17. 答案:C

试题分析:人本主义心理学是20世纪50年代兴起于美国的一种心理学思潮和革新运动,它不仅继承了文艺复兴时期的人道主义和人性论的精神,而且以20世纪存在主义哲学和现象学为思想基础。

18. 答案:D

试题分析:在精神分析视角下,人格包括三个成分:本我、自我和超我。

19. 答案:D

试题分析:女性性功能障碍原因有生理、心理和社会原因。

20. 答案:B

试题分析:性知识教育包括解剖生理功能、心理调适及性伦理道德知识。

二、多选题

1. 答案:ABCD

试题分析:对性犯罪者进行心理矫治时需要对性犯罪者进行社会、认知、情感、生理方面功能等的综合评价。

2. 答案:AB

试题分析:根据发生的原因,易性症可分为原发性和继发性两类。原发性易性症又称真性性别改变症;继发性易性症又称假性性别改变症。

3. 答案:ACDE

试题分析:婚姻冲突的原因主要有需求不满、价值观差异、权责相争和性差异。

4. 答案:ABD

试题分析:儿童性态度教育阶段,可以根据儿童各方面成长的状况分为三个阶段进行,"抚爱式"教育阶段,"问答式"教育阶段,"顺序式"教育阶段。

5. 答案:BCE

试题分析:系统脱敏法包括三个步骤:放松训练、等级脱敏表和脱敏。

6. 答案:ABCD

试题分析:对于人类的性心理活动规律的充分把握,有助于:①有效地指导性教育,从而促进性心理的健康发展;②为性生活提供更加完备的知识,使性生活更加和谐,从而提高生活质量,相应地有利于家庭的幸福;③更好地理解性心理异常,提供有效的预防与干预措施,以维护人们的身心健康;④树立合理的性道德观,增进社会的和谐,促进社会的文明与进步。

7. 答案:ABCDE

试题分析:弗洛伊德提出的性心理主要发展包括口唇期、肛门期、性器期(性蕾期)、潜伏期、生殖器期等五个阶段。

8. 答案:ABCDE

试题分析:1991年由美国卫生、教育和性学方面的专家共同精心制定一项全国综合性课程大纲,学校性教育应达到四项基本目标:性知识、性价值观、两性交往的技能、培养性与家庭生活的责任心。

9. 答案:ACE

试题分析:性文化映现的是历史发展过程中人类在针对性和与性有关的物质和精神力量所达到的程度和方式。一般来说,性文化可分为物质方面、制度方面和精神方面三类。

10. 答案:ABCD

试题分析:针对夫妻双方同时进行的性心理治疗包括性健康教育、性技巧培训、性感集中训练、认知行为治疗等。

三、名词解释

1. 性心理学:是研究人类性行为的诸多学科之一。性心理学是以心理学的观点、理论和方法研究人类性活动及其规律的一门学科,是心理学的分支学科。这里的性取其广义,不仅指性交活动,还包括人类的性生理特点、性心理发展、性别的社会化、性健康、异常性心理、性心理咨询与治疗、婚恋心理、性犯罪心理等。

2. 性别角色:是指在一定的社会文化背景下,由于人们的性别不同而产生的符合一定社会期望的品质特征,男女两性应当具有的性格、价值观念和行为,包括男女两性所持的不同态度、人格特征以及其他文化习俗中认可的表现男子气和女子气的行为。

3. 性心理健康教育:性心理健康教育是旨在维护和完善性心理健康的教育。性心理健康是充分发挥个体潜能的内部性心理协调及外部性行为适应相统一的良好状态。

4. 性心理障碍:也称为性变态,泛指明显偏离常态的性心理和性行为的一组心理障碍,并以此为性满足、性兴奋的唯一或主要方式,不同程度地干扰了正常的性活动。

5. 性犯罪心理:是针对性犯罪事件中心理动机等的发生、发展和活动规律的研究,属于心理学和性犯罪学的交叉学科范畴。

四、简答题

1. 答案要点:所谓性观念(sexual concept),目前中外学者有三种看法:

(1)认为性观念是一种心理观念,是一种经过社会文化锻造的心理观念。

(2)认为性观念的核心问题是对性的道德评价,因此性观念主要是道德观念。

(3)认为对性观念的内涵要做综合性理解,性观念包括对性的总体认识和看法,即对性生理、性心理、性行为、性道德和性文化等的总认识和看法。具体包括择偶观、恋爱观、婚姻观、性别角色、性与爱的关系等。

在不同的历史发展阶段、不同的社会文化背景下,人们的性观念也各不相同。它集中反映了一定社会时期关于人的社会化结果和固定的思想意识。不同的性观念直接影响着相应社会中每个个体的性活动，一个持有较自由、开放的性观念的社会，其公众对待性行为的态度比较包容、自主。

2. 答案要点：依据青春期性心理发展的特点，尊重、理解、关怀和引导是青春期性心理健康教育总的方针和原则，具体应该遵循以下几个原则。

(1)科学而全面的原则：性心理健康教育科学全面的原则指性心理健康教育不单单是性心理知识的教育，它应该是性生理、性心理、性道德、性法律教育的有机结合。

(2)适当、适时和适度教育的原则：适当是指性教育的方法和教育态度要恰当。适时是指教育时机必须遵循青少年心理发展规律，要根据青少年的生理、心理发展特点，确定恰当的时机进行正面的教育和引导。适度是指在传授相关知识时，要根据青少年的身心发展特点及认知能力，有选择性、针对性、有分寸地进行。

(3)严格要求与关心爱护帮助相结合的原则：在教育过程中，必须对他们进行严格的要求，规范其行为。同时，由于他们的情感脆弱，我们应该关心、爱护他们，主动为他们分忧解难，不要在问题出现之后再去"扑火"。

(4)教育方式灵活多样的原则：青春期性心理健康教育不同于其他教育，要获得较好的教育效果，就必须采取灵活多样的教育方式。在教育过程中，根据内容可采取讲授法、交流讨论法、自学法、图片展示法、心理咨询法，举办讲座、演讲活动等，使学生在教师的指导下，在有组织有目的活动中受到指导及熏陶。

(5)共性和个性相结合的原则：科学的性心理健康教育，应注意教育对象性需求的共性与个性的两重性。一方面性需求是人性的重要方面，具有共性、普遍性。另一方面性教育又不同于一般的健康教育。由于人的性别、年龄、性格、文化背景、心理素质等方面的不同，性的需求和问题差异很大。为此，性心理健康教育的内容和形式又需要因人、因民族、因地区而异。

3. 答案要点：猥亵儿童犯罪者的心理成因归为五种类型：

(1)不成熟型：此类个体存在严重的社会自卑，自觉无法成功地担当男性的社会角色，而对于幼童存在幻想，在情绪上处于不成熟的状态。

(2)挫折型：这类个体曾经从成年女性得到性挫折感，对正常的性充满不安全感和被拒绝焦虑，从而诉诸原始的行为模式。例如，有的夫妻性关系不合的父亲可能以自己的儿女作为泄欲对象。

(3)反社会型：由于对社会的不满，为发泄自己短暂的冲动所驱使，通常以陌生的幼童为对象。

(4)病理型：因精神疾病、精神发育迟滞等原因而导致无法控制性冲动所致。

(5)多重型：即上述多种因素共同导致，或由于不包括在上述四种因素之内的其他因素所致。猥亵妇女者的心理成因缺乏足够的研究数据，但大致与上述几种类型相符。

4. 答案要点：心理急救步骤如下：

(1)接触和参与：倾听与理解，应答性受害者，或者以非强迫性的、富于同情心的、助人的方式开始与性受害者接触。

(2)安全确认：增进当前的和今后的安全感，提供实际的和情绪的放松。

(3)稳定情绪：使在情绪上被压垮或定向力失调的被害人得到心理平静、恢复定向。愤怒处理技术、哀伤干预技术。

(4)释疑解惑:识别出立即需要给予关切和解释的问题,立即给予可能的解释和确认。

(5)实际协助:提供实际的帮助给性受害者,比如询问目前实际生活中还有什么困难,协助幸存者调整和接受因此改变了的生活环境及状态,以处理现实的需要和关切。解决问题技术。

(6)联系支持:帮助性受害者与主要的支持者或其他的支持来源,包括家庭成员、朋友、社区的帮助资源等建立短暂的或长期的联系。

(7)提供信息:提供关于应激反应的信息、关于正确应付来减少苦恼和促进适应性功能的信息。

(8)联系其他服务部门:帮助性受害者联系目前需要的或者即将需要的那些可得到的服务。甄别处理。

5. 答案要点:根据《疾病及有关健康问题的国际分类》(第10版)(ICD-10),男性易性症的诊断要点为:

(1)持久和强烈地为自己是男性而痛苦,渴望自己是女性(并非因看到任何文化或社会方面的好处而希望成为女性)或坚持自己是女性,并至少有下列1项:①专注于女性常规活动,表现为偏爱女性着装或强烈渴望参加女性的游戏或娱乐活动,拒绝参加男性的常规活动;②固执地否定男性解剖结构,至少可由下列1项证实:断言将长成女人(不仅是角色方面);明确表示阴茎或睾丸令人厌恶;认为阴茎或睾丸即将消失或最好没有。

(2)上述障碍至少已持续6个月。

五、论述题

答案要点:性心理障碍患者的异常性行为未对他人造成影响,不损害第三方利益,社会一般默许其存在。但如果因异常性行为导致民事、刑事纠纷,同样会追究相应的法律责任。例如异装症患者若只是在家中换装不会有人追究其责任,但露阴症患者在公共场合露阴很显然会受到相应制裁。对于某些攻击性性心理障碍甚至可能存在严重危害社会的行为,如恋童症患者对儿童的性侵犯等。性心理障碍可能带来的各类问题具体如下:

(1)对患者自身躯体健康的影响:如性受虐症患者肉体常受到施虐者的撕咬、捆绑等伤害,甚至有导致受虐者窒息死亡的报道。

(2)对患者自身心理健康的影响:多数性心理障碍患者受社会舆论、伦理道德等影响会出现不同程度的焦虑、抑郁、悔恨、自责等情绪和不良认知。如部分露阴症、窥阴症患者对自己的行为深恶痛绝而自责。

(3)影响婚姻稳定、家庭和谐及配偶的心理健康:有研究表明,性心理障碍患者的配偶心理健康水平明显低于普通人群。

(4)对社会治安会造成一定影响:如露阴行为、窥阴行为不利于精神文明建设,如性施虐症、恋童症,甚至可能造成杀人、强奸等恶性事件。

虽然部分性心理障碍患者与常人无异,但总体而言,在目前的主流文化影响下,无论何种性心理障碍,若不及早心理干预而任其发展,均可能影响患者的家庭生活,同时也不利于患者正常的性压抑释放。因此,对于性心理障碍者,及时进行心理干预,逐渐纠正偏差的心理与行为,或逐渐适应目前的状态,才是最佳的解决途径。另外,性心理障碍进展缓慢,其亲人、朋友,甚至患者自己都难以发现异常,往往是因性心理障碍引发违法案件后才被人发现。因此,对他们更应注重早期正确的性教育及相应的预防。

六、综合应用题

1. 答案要点：主要有两个问题：第一，患者认为手淫是一件很不道德的事情，自己看了色情电影并学会了手淫，自己就再也不是一个好人了，并且因为手淫成绩下降辜负了父母的期望，更让患者感到内疚和自责；第二，患者认为手淫会严重损害身体健康，比如：可能是他从其他途径获得的信息认为“十滴血相当于一滴精”，觉得自己反复手淫射精会让自己血液流失很严重。

2. 答案要点：可通过认知行为疗法(cognitive-behavioral therapy，CBT)通过改变思维方式和行为方式来改变不良认知，达到消除不良情绪和行为的目的。首先，咨询师与来访者建立良好的咨询关系，然后用正常化技术向患者解释年轻人有自慰的习惯是一个很正常的事情，很多青春期的男性都会有类似的经历和体验。通过对自慰现象的解释，让患者了解到很多同龄人都有这种情况，减少患者的不道德感和负罪感。患者对自己学习成绩要求高，认为自己成绩下降对不起父母。通过对父母的咨询，让家属理解患者、避免去责备患者，并给予鼓励和支持，减少患者的内疚感，让患者重新树立信心。其次，针对患者认为自慰会严重损害身体健康的错误认知，向患者说明自慰后出现疲劳、乏力或精神差等表现是正常的生理现象，就像运动后出现疲劳感一样。同时，向患者介绍正确的性生理知识，指出患者灾难化和消极预测未来的错误认知模式，纠正患者过分关注与疾病有关的负性信息。

(吴明飞)